PIQÛRE DE RAPPEL !

Confessions d'une infirmière

Direction éditoriale : Stéphane Chabenat
Éditrice : Clotilde Alaguillaume
Conception graphique/ mise en pages : Marion Alfano
Conception couverture : MaGwen

Les Éditions **de l'Opportun**
16 rue Dupetit-Thouars
75003 PARIS
www.éditionsopportun.com

Mélanie Manyi

Piqûre de rappel !

Confessions d'une infirmière

Avant-propos

« Où il n'y a pas d'humour, il n'y a pas d'humanité ! » comme le disait à juste titre Eugène Ionesco. Mais si l'humour est toujours volontaire, on peut être comique sans le vouloir, et souvent même, sans le savoir, c'est exactement ce à quoi je suis confrontée chaque jour dans le cadre de ma profession d'infirmière libérale.

En dépit de mon métier, que dis-je, d'une vocation au don de soi, face à une réalité souvent difficile, devant affronter des situations délicates voire insolites, je me suis très vite aperçue que l'humour pouvait être utilisé à des fins thérapeutiques tel un système de défense permettant à celui qui l'emploie de lutter contre le mal et la souffrance.

À l'heure où la vie est de plus en plus anxiogène, et lorsque l'inattendu survient, lorsque la maladie s'installe, l'humour apparaît comme la meilleure des médecines, comme un traitement à part entière. Il permet aux soins de se dérouler dans des conditions améliorées possédant de réels bénéfices pour le corps et l'esprit. C'est un puissant outil thérapeutique qui, de plus, offre une humanisation du soin, et permet de le personnaliser et d'assurer une prise en charge optimale des patients.

Les infirmières hospitalières ou libérales se retrouvent au premier plan dans le cadre de cette prise en charge. Elles deviennent *acteurs* et tiennent un rôle majeur et récurrent, assurant d'une part, les soins techniques mais, également, la relation d'aide au quotidien. Les échanges entre soignants et soignés deviennent essentiels car le patient a un réel besoin de partager, de dialoguer dans un moment où il est en situation de faiblesse physique et/ou psychologique, et de cette relation d'aide découleront directement des conséquences sur l'efficacité des soins thérapeutiques mis en place. De plus, à la différence du milieu hospitalier classique, l'infirmière libérale qui se déplace au domicile du patient voit ses échanges facilités car elle entre directement dans l'intimité de la personne malade. Elle découvre ainsi son milieu de vie.

Elle découvre aussi sa famille et ses proches lorsqu'il y en a, et cela favorise le développement de relations personnalisées. L'impact d'un retour à domicile pour les patients mais également pour les proches est très important, voir capital, et même si celui-ci nécessite des soins infirmiers plus ou moins conséquents, le soin à domicile prend une tout autre dimension qui la plupart du temps laisse place et encourage davantage de proximité, ce qui permet d'ouvrir ou plutôt d'entrouvrir certaines portes à la plaisanterie ou encore, à quelques confidences. La communication se trouve facilitée et l'humour offre la possibilité aux soignants et aux soignés de se rapprocher et de mieux se comprendre.

L'humour offre ainsi une autre dimension au soin. Il est directement relié au soignant, au patient, à la situation, au contexte. Il a un fort impact sur la psychologie du patient. Il lui permet de se livrer plus facilement, permettant ainsi une ouverture au dialogue. L'humour est communicatif et s'utilise sans modération. C'est une arme thérapeutique puissante au sens large qui a des effets libérateurs et tranquillisants, qui permet de démystifier ses angoisses les plus profondes et offre à celui qui l'emploie la possibilité de se déconnecter un tant soit peu d'une réalité bien trop éprouvante mais aussi d'un milieu environnant trop fréquemment inadapté.

La relation d'aide suppose d'être à l'écoute du patient. Il ne s'agit pas uniquement d'écouter mais plutôt d'entendre la personne soignée, ses angoisses, ses peurs, ses doutes, ses craintes. Chacun l'exprime à sa manière, verbalement ou non d'ailleurs. C'est aussi l'échange qui est essentiel pour aider la personne soignée à affronter la maladie, les douleurs physiques ou celles de l'âme. L'empathie ou *l'art de savoir se placer dans le rôle de l'autre de manière imaginaire,* se mettre à la place du malade afin de mieux comprendre ce qu'il traverse, cela permet d'analyser la situation. Et enfin le réconfort moral, le soutien que l'infirmière apporte aux personnes en souffrance. Ce réconfort est vital car c'est celui qui donne de la force et du courage, celui qui apporte de la consolation pour mieux faire face aux situations souvent douloureuses. Il est vrai que là où rien n'encourage le rire, dans des situations complexes où se mêlent souvent la solitude, le découragement ou encore la détresse, l'humour est une alternative bien que légère face à toutes ces formes de souffrances, une alternative offrant parfois un peu de répit. Bien que dérisoire, l'humour demeure plus que nécessaire auprès de personnes vulnérables car il présente des bénéfices non négligeables dans la lutte contre la maladie.

L'humour permet d'ouvrir des portes qui seraient fermées s'il n'était pas utilisé et crée systématiquement une relation personnalisée entre les deux protagonistes. Ainsi se développe une complicité où finalement l'individu redevient davantage *personne,* moins *malade* et la confiance est renouée. C'est un excellent moyen de communication entre les personnes de tous âges et de toutes origines sociales. Il peut être utilisé afin de dédramatiser certaines situations conflictuelles et offre la possibilité d'aborder certains sujets comme la sexualité ou encore la mort. Il permet un semblant de rapprochement entre les individus tout en maintenant la distance qui demeure nécessaire pour nous le personnel soignant, en favorisant toutefois une entente mutuelle. Il a le pouvoir d'apaiser, de détendre, de soulager l'autre. Il rassure, désensibilise, encourage. C'est un système de défense mais, quoi qu'il en soit, l'humour demeure positif pour celui qui l'emploie mais également pour celui qui reçoit.

Ces vertus thérapeutiques sont non négligeables sur le plan psychologique. Outre la joie qu'il procure, il réduit les douleurs, diminue les angoisses et possède aussi des effets anti-inflammatoires reconnus en sécrétant l'adrénaline et la noradrénaline, qui libèrent les tensions et agissent comme un anesthésiant naturel. Il renforce également le système immunitaire en favorisant la décontraction musculaire et procure alors un sentiment de mieux-être et de légèreté et ce sans oublier qu'il a également des effets antidépresseurs empêchant le repli sur soi et la morosité !

Je vous propose donc quelques anecdotes et balourdises en tout genre, recueillies au cours de mes visites à domicile que j'effectue depuis plus de huit ans. Qui a dit que nos patients ne pouvaient pas être de fins et grands poètes ? Curieuses, surprenantes, amusantes, parfois familières, gorgées d'humour mais surtout authentiques, j'espère que ces quelques lignes vous feront rire ou sourire, en tout cas, vous permettront pour un bref instant d'oublier la dure réalité de la vie en vous apportant un souffle nouveau tel un brin de légèreté ! Que dis-je ! Un petit brin d'humour, tout simplement.

Précision

Avant de parcourir cet ouvrage, il convient de distinguer deux types de patients : les personnes souffrant de pathologies diverses n'ayant aucune conséquence sur leurs facultés mentales et intellectuelles, pratiquant un humour « volontaire », et les personnes ayant des maladies psychiatriques ou dégénératives qui ont une interprétation erronée de la réalité et, par conséquent, n'ont pas toujours conscience de leurs propos.

Pour des raisons de confidentialité et de secret professionnel, les prénoms des patients demeurent fictifs, seuls leurs âges, leurs pathologies, leurs discours ou phrases cultes ont été rapportés à l'identique dans leur plus grande simplicité ! Bonne lecture à tous.

J'arrive chez une patiente, lorsqu'elle s'écrie devant ma seringue :
— Non, je ne veux pas de piqûre médicamentale aujourd'hui ! Merci !
— Et demain ?
— On verra ! Peut-être que tu me feras une injection demain, mais surtout plus de piqûre !
Floriane, 51 ans, maladie psychiatrique.

— Il y en a marre dans ce pays ! On pointe toujours du doigt les gens qui ont bu mais jamais ceux qui ont soif !
Aldo, 72 ans, maladie digestive.

— Je ne comprends pas pourquoi mon médecin m'a prescrit du Fion Transit sur ma dernière ordonnance ! J'ai pas de problème de fion, ni de transit, alors c'est pas logique !
— C'est du Bion Transit qu'il vous a prescrit ! C'est un complément alimentaire pour combattre la fatigue, pour lutter contre les petites baisses de régime, c'est tout !
Roger, 74 ans, époux d'une patiente.

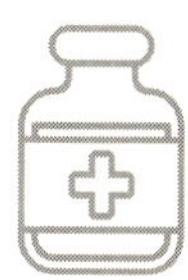

J'arrive au domicile d'un couple de personnes âgées très tôt dans la matinée pour les soins quotidiens, lorsque l'épouse me dit :
– Aujourd'hui, c'est l'anniversaire de mon mari ! Il a 90 ans !
– Alors, bon anniversaire, Monsieur ! Vous avez 90 ans, ça se fête non ?
– Ha ça, oui ! 90 ans de conneries ! Mon plus bel anniversaire ! Alors va chercher les clefs de la cave gamine ! On va arroser ça ! On va fêter ça comme il se doit !

Marc, 90 ans, triple pontage coronarien.

J'arrive au domicile d'un patient lorsque sa fille m'interpelle l'air totalement désemparé :
– Oh ! Mais c'est pas vrai ! Regardez, Madame l'infirmière ! Je suis très en colère ce matin ! Papa a uriné dans le lave-vaisselle et ça m'ennuie beaucoup car la vaisselle était propre d'hier soir !

Madame Martineau, fille d'un patient.

– Moi, je bois et je fume depuis que j'ai dix-sept ans ! Fumer contracte les artères et boire, ça les dilate ! Moralité de l'histoire, si tu ne veux pas mourir précocement, fais les deux en même temps, c'est moins dangereux ! Crois-en ma grande expérience ! Tu peux me faire confiance !
Maurice, 78 ans, expert en cardiologie !

J'arrive chez un patient diabétique qui était en train de boire une menthe à l'eau.
– Bonjour, Monsieur, vous savez qu'il vous est fortement déconseillé de boire du sirop car il y a trop de sucre et vous devez faire très attention à vos glycémies !
– Eh bien, ce n'est pas grave ! La prochaine fois je prendrai de la crème de cassis, alors !
Mathieu, 57 ans, diabétique.

Je m'adresse à une dame très âgée pendant la toilette, lorsqu'elle m'interrompt :
– Mais de quoi tu me parles toi ? Je ne comprends rien à ce que tu me dis ! Ma parole, mais tu grelottes de la toiture ma pauvre vieille !
Géraldine, 97 ans.

— Dis-moi, tu crois qu'on peut devenir con d'un seul coup ?
— Je ne sais pas mais pourquoi cette question ?
— Non mais tu comprends, ce matin mon petit-fils s'est levé et je ne sais pas très bien pourquoi ni comment mais j'ai l'impression qu'il est devenu très con subitement !

Marie-Lyse, 80 ans, démente mais peut-être pas tant que ça !

— Bonjour, ma petite infirmière ! Dis-moi quel jour sommes-nous aujourd'hui ?
— Aujourd'hui, c'est le 14 février !
— Et c'est la Saint quoi au juste ?
— C'est la Saint-Valentin !
— N'importe quoi ! Le 14 février, c'est la Saint-Lapin !

Jeanne, 88 ans, cardiaque.

Parole de philosophe

« Quand je pense à mon défunt mari !
LE PAUVRE ! Il est décédé pile-poil
le dernier jour de sa vie ! Ce n'est
quand même pas de chance, non ?
QUELLE TRISTESSE ! »

Gisèle, 88 ans.

J'arrive au domicile d'une dame dont je m'occupe depuis des années. Après la douche, je lui tends le miroir afin qu'elle se coiffe, lorsqu'elle m'interrompt :

– Oh, ma pauvre Mélanie ! Regarde un peu ce que je suis devenue ! Aujourd'hui, je ne suis plus que l'ombre de moi-même ! Je ne suis plus qu'une vieille patate agonisante !

Berthe, 92 ans.

– J'ai deux enfants ! J'ai un fils et... je ne me souviens plus du tout !

– Vous avez un fils et une fille !

– Non, pas du tout ! Je me souviens maintenant ! J'ai un fils et un garçon !

Roger, 89 ans, dément.

– Je suis très en colère après le chirurgien qui m'a opéré ! Il m'a opéré des deux yeux en même temps alors que, d'habitude, on en fait un à la fois, mais moi je l'ignorais et il m'a raté, du coup j'ai plein de problèmes à cause de lui, c'est pire aujourd'hui ! Quand je suis allée le voir pour des explications avec mon mari, il nous a répondu qu'il n'assurait pas le service après-vente comme chez Darty ! Quel mufle ! J'ai encore en travers de la gorge le couteau qu'il m'a planté dans le dos ! C'est pas encore fini cette histoire ! Crois-moi !
Bernadette, 70 ans, déficiente visuelle.

– J'ai une énorme gastro et j'ai trouvé dans la pharmacie un reste de comprimés de Torfion mais je ne sais pas si je peux avaler ça ! J'ai déjà le ventre à l'envers alors si maintenant j'ai aussi le… enfin, tu vois ce que je veux dire ! J'en reviens pas ! Les laboratoires pharmaceutiques n'ont rien trouvé d'autre pour les gens qui ont la gastro que des comprimés pour avoir mal où je pense, mais je sais pourquoi ils font ça, c'est pour qu'on oublie le mal de ventre, tu comprends ? Ils sont malins !
– Non vous pouvez les prendre, ce sont des comprimés de Tiorfan pour les gastro-entérites, il n'y a aucun risque !
Sophie, 31 ans, maladie hivernale.

– Je suis contente parce que le kiné est passé pour la première fois ce matin et il est bien sympathique ! En plus, on a bien travaillé ! On a fait tout plein d'étirations !

Georgette, 83 ans, sportive.

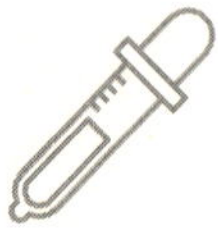

– Mélanie, je t'appelle parce qu'on est rentré de vacances il y a quelques jours et j'ai des injections à faire car j'ai hyper mal au coccyx ! On est allé faire un safari en Afrique et on a passé plusieurs jours dans une jeep et j'ai le bas du dos défoncé ! De superbes vacances mais là, il était temps de rentrer car je commençais vraiment à avoir mal et la nuit je n'arrivais pas à dormir ! On est allés dans des endroits où il n'y avait même pas de toilettes ! Pour les hommes, c'est facile mais pour moi, entre les chiottes turques et mon mal de dos, c'était l'école du cirque si tu vois ce que je veux dire !

Rosaria, 66 ans, douleurs dorsales.

— Voilà, mon docteur m'a prescrit du Viagra parce que je n'arrivais plus à faire mes affaires avec ma femme mais ça n'a pas fonctionné ou très peu, enfin pas autant que je l'espérais ! Et l'autre jour en rangeant la cave, je suis tombé sur un vieil ouvrage de mon arrière-grand-mère qui donne des vieux remèdes sur les problèmes de santé et il parlait du vinaigre ! Il paraît que c'est formidable pour les gens comme moi ! Ça doit être vrai puisque le vinaigre est réputé pour ramollir l'oignon et durcir le cornichon !

François, 77 ans, époux d'une patiente et passionné d'art culinaire depuis peu ! Rassurez-moi, on parle bien de cuisine là, non ?

— T'es infirmière libérale, c'est ça !
— Mais ça veut dire quoi au juste ?
— Eh bien, je travaille de manière indépendante. Je ne dépends pas de l'hôpital !
— Ah, d'accord ! Et tu fais beaucoup de clients par jour ?
— Eh bien, cela dépend !
— Oui, mais en moyenne ?
— En règle générale, je travaille assez bien, je vois beaucoup de monde toute la journée !
— Ah ! Comme les prosti-putes alors !

Marcel, 69 ans, dément.

– Avant-hier, j'ai rêvé qu'on était hier et hier, quand je me suis réveillée, j'ai cru qu'on était demain, et après-demain, je ne sais pas quel jour on sera, mais aujourd'hui, on est quand ?
Élisabeth, 71 ans, démente.

– J'ai vu le médecin hier à cause de mon genou qui me fait terriblement souffrir et il m'a parlé de faire un nouvel examen mais je ne me rappelle plus lequel ! Si, ça y est, je l'avais marqué sur un papier, c'est une ponction lombaire du genou !
Étienne, 74 ans, problème de genou.

– Je ne sais pas ce que j'ai mais j'ai pas arrêté de me gratter où je pense toute la nuit, ça me brûlait et ce matin quand j'ai regardé, c'était tout rouge partout !
– Partout où ?
– Je crois que je me suis salement amoché les sacoches !
Maurice, 70 ans, cardiaque avec une inflammation…

Ça va mieux (ou pas) en le disant

« **PLUS RIEN NE VA !** Figure-toi qu'hier, je suis allée rendre visite à mon père qui est en institution ! Il a la maladie d'Alzheimer depuis huit ans et il était devenu impossible pour ma mère de le garder à la maison ! Il ne me reconnaît plus du tout ! Le pire dans cette histoire c'est que j'ai pas pu sortir du service qui était fermé ! **J'AI TOTALEMENT OUBLIÉ** le code que l'infirmière venait de me donner trois minutes plus tôt et, une fois dehors, je ne retrouvais plus mes clés de voiture et, lorsque je suis rentrée à la maison, je me suis souvenue que je devais passer au pressing mais il était trop tard ! **C'EST PAS BON SIGNE ÇA, NON ?** »

Isabelle, fille d'un ex-patient, s'interroge...

– Voilà, je voulais te montrer quelque chose que j'ai dans le dos, c'est une piqûre ! On est allé manger chez notre fille dimanche dernier, j'ai dû me faire piquer par un *aoûtien* !
Maryse, 79 ans, épouse d'un patient, parle des aoutât...

– J'en ai marre qu'on me lave en pièces détachées, on dirait un robot de cuisine !
Suzanne, 87 ans, déficiente visuelle.

– Mon mari a été opéré l'année dernière d'une fracture de l'utérus et ils lui ont posé une prothèse de manche !
Odette, 82 ans, épouse d'un patient, il s'agissait d'une fracture du fémur ayant nécessité la pose d'une prothèse de hanche.

J'arrive au domicile d'une dame âgée pour sa douche quotidienne. À mon arrivée, le médecin est présent.

— Mais qu'est-ce qu'il dit le docteur ! Je n'entends rien ! Je ne comprends rien !

— Il dit que vous avez des hallucinations !

— Quoi, moi, des hallucinations ? N'importe quoi lui ! Je ne suis pas hallucinée ! Illuminée peut-être un peu oui, je vous l'accorde, mais hallucinée, alors ça, jamais !

Bernadette, 80 ans, démente.

— Moi je dis qu'il vaut mieux avoir Parkinson plutôt qu'Alzheimer, car il vaut mieux renverser son verre plutôt qu'oublier de le boire !

Henri, 69 ans, cardiaque, c'est un point de vue qui se défend !

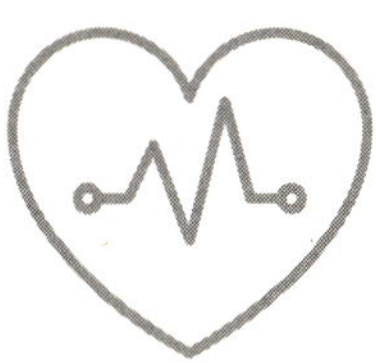

— Alors là ça, tu vois,
c'est la goutte d'eau qui met
le feu aux poudres !

Gérard, 77 ans, diabétique.

— Alors là ça, tu vois,
c'est la goutte d'eau qui fait
déborder la fuite !

Aime, 58 ans, fille d'un patient, tiens !
(Ils ne sont pourtant pas de la même famille ces deux-là !)

— Depuis que le médecin a modifié mon traitement pour dormir, toutes les nuits je me réveille systématiquement vers quinze heures du matin, c'est pénible !

Émile, 83 ans, trouble du sommeil et léger problème avec les chiffres !

– Moi, j'ai eu une bien belle jeunesse ! Je me suis bien marré quand même ! Quand j'étais plus jeune c'est vrai, je peux le dire aujourd'hui, j'ai baisé pas mal de filles ! Je leur filais rendez-vous, et j'y allais pas !
Bernard, 69 ans, cardiaque.

– Ce qu'il y a de bien avec les hémorroïdes, c'est qu'on oublie ses rhumatismes, ses dettes et surtout sa belle-mère ! C'est pourquoi, je refuse de me faire soigner !
Pierre, 53 ans, problèmes hémorroïdaires, rhumatismaux, bancaires et familiaux !

– Je suis très contente d'avoir trouvé une gentille petite infirmière comme vous ! J'ai une série de piqûres à faire pour mon dos tous les jours pendant dix jours ! Vous ne feriez pas de massages par hasard ?
– Non, Madame, je ne fais pas de massage !
– Comme c'est dommage, moi qui suis quelqu'un de très tactuelle !
Sylvette 45 ans, hernie discale .

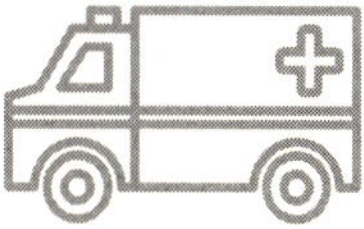

– Le médecin a été formel !
Il m'a dit, François, il faut arrêter
de boire ! Eh bien, depuis
que je suis ses conseils,
c'est ma femme qui me saoule !

François, 59 ans, problèmes digestifs et de couple...

– Je sais pourquoi j'ai aussi mal à mes rhumatismes ! Vous avez vu le temps qu'il a fait hier après-midi ? Il a drôlement pissoter toute la journée !

Éliane, 79 ans, problèmes de rhumatismes !

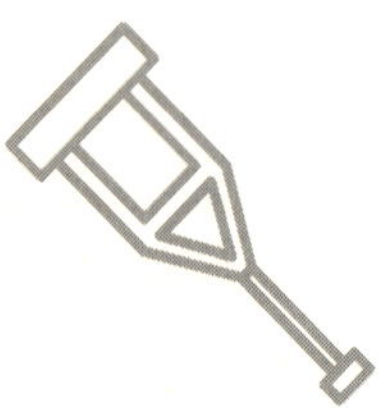

– J'ai mal à la tête et cela fait des années que ça dure ! Le médecin me fait prendre des tas de cachets depuis toujours mais sans résultats ! Je crois qu'il sait précisément ce dont je souffre mais il ne veut rien me dire ! À mon avis, c'est très grave ! Je pense que j'ai des métastases osseuses au cerveau et pis c'est tout !

Chantal, 70 ans, état dépressif.

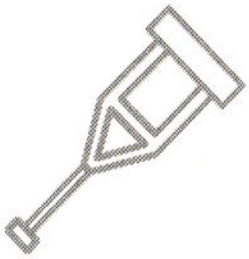

– Le seul moment où j'étais sobre quand j'étais jeune, c'est quand j'avais la gueule de bois !

Nicolas, 91 ans, problèmes vasculaires.

Le livre des records

« Tu sais, **MOI J'AI BIEN PROFITÉ DE LA VIE !**
J'en ai connu des hommes ! J'en ai vu passer et plus d'un ! Tu peux me croire ! L'amour, c'est toujours bien quand on est jeune et puis un jour, on se marie et l'on vit ensemble !
MAIS VIEILLIR, c'est ce qu'il y a de plus difficile pour un couple ! Quand j'ai connu mon mari à 25 ans, il pissait plus vite que son ombre !
Puis à 45 ans, il pissait au-dessus du plafond !
À 65 ans, il commençait à pisser à côté et enfin à 85 ans, il ne se souvenait même plus d'avoir pissé ! »

Marie, 98 ans, lucide

— À la récré, je me suis battue avec des gars de la RATP et je crois bien qu'ils m'ont pété le cossisse !
— Vous voulez dire le coccyx ?
— Je ne sais pas vraiment comment ça se prononce mais ce qui est sûr, c'est qu'ils m'ont bien pété le haut du cul !
Michelle, 58 ans, psychotique.

— Si on pétait en continu pendant six ans et neuf mois d'affilée, on dégagerait autant de dioxyde de carbone qu'une bombe atomique ! C'est ce que j'ai entendu cet après-midi dans une émission de télévision ! Eh bien moi, avec mes problèmes de colon depuis mon enfance, je suis parti pour faire péter tout l'univers !
Rodolphe, 77 ans, problèmes digestifs.

— C'est quand qu'on fait le quatre-heures aujourd'hui ? C'est parce que j'ai faim !
— Je dirais aux alentours de quatre heures mais je n'en suis pas sûre !
Aima, 92 ans.

— Le médecin m'a expliqué que c'est normal pour moi d'avoir aussi mal à l'épaule ! C'est parce que j'ai une destruction du carrelage osseux !

— Vous voulez dire du cartilage osseux non ?

Antoine, 61 ans, problèmes d'épaule.

Françoise, l'une de mes patientes sous la douche, attrape son gel douche Palmolive aromathérapie, lorsqu'elle me demanda :

— Tiens, c'est un gel douche qui soigne ?

Françoise, 74 ans, état dépressif.

— Voilà enfin notre petite infirmière qui est de retour des vacances ! Eh bien, on est bien content de te retrouver ! Ici, tout s'est bien passé sauf ta remplaçante ! Elle est bien gentille mais disons qu'elle n'a pas inventé la machine à cambrer les bananes !

Yvan, fils d'un patient.

– Tenez, je vous ai préparé vos médicaments à prendre de suite avec un peu d'eau !
– Et je dois boire avec la bouche ?
Mimont, 83 ans, oui c'est préférable !

– Tu savais toi que
si demain ils enlèvent l'air,
les nuages tombent ?
Cyril, 24 ans, psychotique.

– Bonjour, je viens voir votre femme pour son pansement ! Elle est là ?
– Oui, mais elle dort !
– Il faudrait la réveiller parce que je suis déjà passée en début d'après-midi comme convenu et là, il m'est impossible de repasser une nouvelle fois aujourd'hui ! Il est déjà tard donc il serait bien de la réveiller car c'est vraiment important !
– Je comprends ! J'y vais !
Il revient quelques minutes plus tard l'air un peu gêné !
– C'est-à-dire qu'elle dort et que je n'arrive pas à la réveiller ! Vous savez, elle a bu une bonne partie de la nuit et même ce matin, elle est comme on dit chez nous, née un pied dans la vigne, vous comprenez ?
Jean-Philippe, époux d'une patiente.

Le médecin m'a donné des suppositoires cette fois-ci en m'expliquant que c'est soi-disant super efficace mais je suis un peu contrariée parce que c'est bien la première fois de ma vie que je vais m'enfiler un suppositoire et ça, franchement, ça va rester dans les annales !
Louise, 71 ans, douleurs chroniques.

— Tiens, voilà ma petite infirmière pour la douche ! Au fait, j'ai oublié de te dire, tu sais, c'est pas utile de me laver la quéquette, elle ne me sert qu'à pisser en ce moment alors !
Marc, 90 ans, dément.

J'arrive chez un patient pour lui faire son pansement quotidien lorsque sa fille de 12 ans se met subitement à pleurer.
— Eh bien que t'arrive-t-il Ilona ?
— J'en ai marre ! Je suis allée chez l'orthodontiste et il m'a posé un appareil dentaire affreux et c'est plus une bouche que j'ai, c'est une voie ferrée et en plus, ça fait super mal !
Ilona, 12 ans, déjà soucieuse de son apparence !

– Il faut absolument que je passe cet après-midi
à la pharmacie chercher un tube
de pommade à l'harmonica !

*Ghislaine, épouse d'un patient, il s'agit
de pommade à l'Arnica.*

Lors de la douche d'une patiente :
– Surtout, nettoyez-moi bien l'entre fesses, s'il vous plaît !

Annette, 81 ans, démente, message reçu !

– J'ai très peur des vers de terre ! C'est une phobie pour moi, c'est parce qu'ils sont beaucoup plus méchants que les bactéries et même temps c'est normal, ils sont tellement plus gros !

Mireille, 73 ans, psychotique.

Blagues à part

— Tu connais un nom de légume
qui commence par la lettre « F » ?
— Non, je n'en sais rien !
— Moi, j'ai trouvé ! C'est « fougère » !
T'en manges toi, des fougères ?

Redouane, 21 ans, psychotique.

— Je ne sais pas ce que j'ai aujourd'hui, j'ai très mal dormi et je me suis réveillée pleine de contrariations !

Berthe, 90 ans, cardiaque et pleine de contrariétés !

J'arrive au domicile d'une patiente pour ses soins quotidiens. Elle regarde ma sacoche avec insistance lorsqu'elle me demande :

— Hé dis-moi, il est pas trop lourd à porter là ton sac à conneries tous les jours ?

Charlotte, 88 ans, démente.

J'arrive très tôt dans la matinée chez un monsieur pour son pansement lorsqu'il s'adresse à moi l'air désemparé :

— Oh, ma petite Mélanie, je n'ai plus le moral du tout ! Tu sais, je crois que je suis foutu ! Plus rien ne va ! J'ai beaucoup de mal à respirer, j'ai de la tension artérielle, mes jambes me font terriblement souffrir, sans compter que j'ai de l'eczéma partout ! Je crois bien que c'est bientôt la fin pour moi ! Je crois que même le Boeing est en bout de piste !

Maurice, 76 ans, dépressif, insuffisant respiratoire, cardiaque et hypertendu, angoissé avec des problèmes cutanés...

J'installe ma patiente à la table de la salle à manger après la douche pour le petit déjeuner lorsque celle-ci me demanda :
– Dis-moi, c'est quoi ce grand saucisson tout jaune là-bas ?
– C'est une banane !
– Eh bien, on dirait que t'as plutôt l'air de t'y connaître toi, petite cochonne va !
Charlotte, 87 ans, démente.

– Je suis très contente que vous ayez pu venir ce soir ! Je suis très inquiète ! Mon mari n'arrête pas de baver depuis ce matin ! Vous pensez que c'est la rage ?
Élisabeth, épouse d'un patient.

J'arrive chez un jeune homme opéré récemment pour une série d'injections.
– Ils m'ont mis en salle de réveillon après le bloc !
Franck, 30 ans, suites opératoires.

— Tu te rends compte, Mélanie, il y a une année, quand j'étais plus jeune, j'ai été malade seize mois d'affilée !

Gilles, 29 ans, un cas pour la science !

J'arrive au domicile d'une patiente qui a chuté quelques heures plus tôt et qui a refusé de se rendre au service des urgences.

— J'ai quelques bleus un peu partout mais je crois que ça va !

— Vous avez perdu connaissance ?

— Oui, on a perdu notre concierge avant Noël !

Zohra, 49 ans, grosse chute.

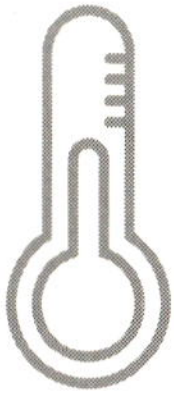

– Voilà, j'ai reçu ce matin par courrier les résultats de la prise de sang de mon mari ! Pourriez-vous y jeter un coup d'œil et me dire ce qu'il en est, s'il vous plaît ?

– Oui, bien sûr !

Après quelques minutes, je lui confirme que tous les résultats sont bons :

– C'est une bonne nouvelle, sa prise de sang est tout ce qu'il y a de plus normal !

Lorsqu'elle murmure doucement :

– Et merde, fait chier !

– Pardon ?

Catherine, épouse d'un patient, qui avait prévu autre chose ?

– J'avoue que je suis très angoissée pour cette grossesse !

– Et pourquoi cela ? Qu'est-ce qui vous angoisse à ce point ?

– Eh bien, ma dernière grossesse était extra-utérine alors, j'espère que cette fois-ci, le pâté est bien dans la terrine !

Hélène, 24 ans, enceinte.

J'arrive au domicile d'une patiente, le médecin se trouve sur place.
– Voilà, j'ai prescrit à Madame un traitement antalgique à base de suppositoires pour ses douleurs chroniques ! Je pense que ça devrait aller avec ça !
– Mais docteur, vous ne me comprenez pas ! Je ne veux pas de suppositoires !
– Madame, c'est ce qu'il y a de plus efficace à ce jour ! Et puis, on a jamais essayé avant ! Alors essayons et faisons le point d'ici une quinzaine de jours !
– Non, mais je ne veux pas de suppositoires ! J'arrive pas à les mettre !
– Et pourquoi ça ?
– Eh bien, c'est parce que j'ai les bras trop courts, pardi !
Madame Traucours, 89 ans, douleurs chroniques.

– Vous avez mal au ventre depuis hier soir ! Vous avez des gaz ?
– Oui, j'ai deux bouteilles de butane au sous-sol !
Luigi, 59 ans, problèmes intestinaux.

– Cette constipation me fait chier Mélanie, tu comprends ?
– Oui, parfaitement !
– D'ailleurs, on dit que les gens les plus constipés sont souvent les plus chiants ! Tu ne connaîtrais pas un remède de cheval pour aller à la selle ?
Cyril, 27 ans, psychotique et très constipé !

– À la récré, je me suis battue avec les éboueurs de la ville et il y en a un qui m'a foutu une châtaigne et du coup je crois que j'ai des points de couture sur le crâne !
Michelle, 60 ans, psychotique.

– Je me sens très fatigué et je ne sais pas pourquoi ! Je sens que quelque chose ne va pas ! Pourriez-vous me prendre la tension, s'il vous plaît ?
– Oui, bien sûr ! Vous avez des problèmes de cœur ?
– Non, vous savez, je ne sais pas ce que c'est, moi ! J'ai jamais été marié, et je suis toujours célibataire !
Jean-Philippe, 47 ans, grosse fatigue et problèmes de cœur solitaire !

La chronique de Didier

« Comme on dit chez nous
dans les Ardennes :
QUI PISSE LOIN évite le pressing ! »

Didier, 70 ans, diabétique.

J'arrive au domicile d'un patient en même temps que le médecin traitant.
– Je suis content de vous voir docteur ! Vous savez, il y a quelques jours, je ne me sentais pas bien du tout ! Mais aujourd'hui, ça va mieux !
– Pourquoi ne m'avez-vous pas appelé si ça n'allait pas ?
– Eh bien, vous me connaissez docteur, je serais bien venue vous voir ! Je ne vous ai pas appelé parce que j'étais malade pardi !
Marie, 90 ans, cardiaque et logique.

– J'ai prévenu le pharmacien que je refuse de prendre des médicaments génétiques, on ne sait même pas ce qu'il y a dedans !
– Vous voulez dire génériques, c'est ça ?
Solenne, 81 ans, cardiaque.

– Mon docteur m'a dit qu'il faudrait que je passe une enculoscopie du côlon assez rapidement ! Tu crois que ça fait mal ?
– Alors, s'il s'agit d'une coloscopie, non, vous ne sentirez rien rassurez-vous, mais s'il s'agit d'une enculoscopie, je ne peux rien vous garantir !
Serge, 77 ans, problèmes digestifs.

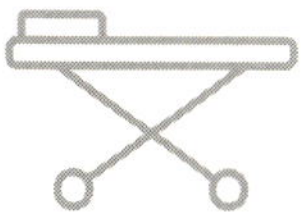

J'arrive chez une nouvelle patiente pour une série d'injections lorsqu'elle me remet sa carte Vitale.
— Vous êtes affiliée à quelle caisse, Madame, exactement ?
— Eh bien, à la caisse d'épargne bien sûr !
— Non, mais je voulais parler de votre caisse de Sécurité sociale ! De quelle caisse dépendez-vous au juste ?
— Eh bien, de la Sécurité sociale, comme tout le monde !
Madame Carteratez, problèmes dermatologiques.

— Voilà, Mélanie, il y a quelque chose que je ne comprends pas ! Tu connais mon voisin Willy ?
— Oui, je le connais bien ! Mais pourquoi me parlez-vous de lui ?
— Eh bien, la cirrhose du foie, ça s'attrape bien en buvant de l'alcool, non ?
— Oui, naturellement !
— Alors explique-moi comment il a pu choper une cirrhose du foie lui qui ne buvait que de l'eau-de-vie ! C'est pas logique, n'est-ce pas ?
Étienne, 87 ans, époux d'une patiente.

J'arrive chez un jeune psychotique pour son injection mensuelle lorsqu'il prend la parole :
– Je connais un légume qui commence par la lettre R ! C'est Ratatouille ! Et en plus, il paraît que c'est bon parce que c'est tout plein de fruits dedans !
Redouane, 21 ans, psychotique.

– Moi, je connais quelqu'un qui a réussi à faire des enfants avec seulement un quart de couillettes !
Jean-René, 83 ans.

– Mélanie, j'aimerais bien que tu passes aujourd'hui si c'est possible pour toi ?
– Pourquoi avez-vous besoin de moi au juste ?
– Eh bien parce que mon mari est tombé dans le jardin dimanche et il s'est tordu le pied ! Je pense qu'il s'est fait une entorse à la cheville !
– C'est possible !
– Mais moi ce que je ne comprends pas, c'est que quand je le bande, il gonfle encore plus et j'ai l'impression que ça devient dur ! À ton avis, ça vient de quoi ça ?
– Vous parlez bien du pied, c'est ça ?
– Oui !
– Je pense qu'un passage s'impose effectivement !
Ida, épouse d'un patient.

La mère d'une ex-patiente m'appelle au téléphone pour me donner des nouvelles de sa fille dont la grossesse était très compliquée.
– Ma petite Mélanie, je t'appelle pour te donner des nouvelles de ma fille ! Elle a accouché il y a dix jours maintenant à Paris et, miraculeusement, tout s'est bien passé ! Elle a eu une jolie petite fille de 3,7 kg pour 52 cm !
– Eh bien, c'est un beau bébé ! Félicitations ! Et comment s'appelle-t-elle cette petite fille ?
– Impossible pour moi de me souvenir de son prénom mais je l'ai noté sur un papier dans la cuisine ! Attends une minute ! Je vais le chercher !
Après quelques secondes d'attente…
– Ah oui, ça y est ! Je me rappelle ! Elle s'appelle Amnésia ! C'est joli, non ?
– Effectivement, c'est pas banal !
Élisabeth, 54 ans, mère d'une patiente.

– Il n'y a que les alcooliques qui ne vomissent jamais ! C'est d'ailleurs pour cela qu'ils sont alcooliques ! C'est pas un problème d'addiction ni de dépendance ! C'est juste qu'ils ont l'estomac gros comme une citerne et qu'ils emmagasinent à mort, c'est aussi simple que ça !
Marc, 49 ans, père d'un patient.

– J'ai super mal à la gorge depuis quatre jours ! Mais bon, rien de grave ! Ne paniquons pas ! J'arrive encore à sucer mais pas bien à avaler !

Capucine, 19 ans, maladie hivernale.

J'arrive chez une dame très âgée pour son nursing quotidien. J'ouvre les volets et la réveille doucement lorsqu'elle s'écrie :

– Oh ben, mince alors ! On se croirait dans le midi de la France du sud !

Déborah, 79 ans, démente.

– Attention, Mélanie ! Surtout n'allez pas oublier vos affaires pour la tension car déjà, l'autre jour, ma femme m'a dit que vous aviez oublié votre pétoscope à la maison !

Antonio, 79 ans, époux d'une patiente, parle d'un stéthoscope pour la tension.

Parole de philosophe

« Rien ne sert de partir **À POINT** pour aller **NULLE PART** et faire du surplace ! »

José 78 ans, problèmes respiratoires.

– J'ai mon anus phallus qui me fait terriblement souffrir en ce moment ! Vous n'auriez pas un petit conseil à me donner par hasard ?
– C'est bien le pied qui vous fait mal, c'est ça ?
– Oui, à tel point que je n'arrive même plus à me chausser !
– On parle d'hallux valgus ! C'est un « oignon » du pied ou déformation du gros orteil !

Martial, 84 ans, problème du gros orteil et d'aphasie.

Je reçois l'appel d'une dame au téléphone pour des soins.
– Bonjour, j'ai besoin d'une infirmière pour faire des piqûres à partir de demain !
– Oui ! Où habitez-vous, Madame ?
– J'habite chez moi !
– Oui, je m'en doute mais à quelle adresse ?
– À mon adresse personnelle !
– Oui, mais j'ai juste besoin de connaître le nom de la rue tout simplement !
– Eh bien, c'est la rue où j'ai mon domicile si vous ne comprenez pas !
Madame Delarue, domicile fictif ! Soins fictifs ?

— Je ne sais pas ce qui se passe mais j'ai bien l'impression que j'ai l'entre-chatte qui me démange sévère !

Françoise, 79 ans, démente.

Alors que je changeais un vieux monsieur pour la nuit, celui-ci me dit :

— Tu sais, tu peux mettre la couche sale dans le panier de linge sale, si tu veux bien !

— Non, je pense qu'on va plutôt la mettre à la poubelle, c'est mieux !

— Ah bon ! Parce que ça ne passe pas à la machine ?

— Non, pas encore !

Nicolas, 91 ans.

— Tu sais, ça fait longtemps que j'ai pas eu la bite au cul !

Charlotte, 88 ans, démente et grande romantique !

Je me trouve au domicile d'un monsieur pour lui faire un vaccin lorsque je lui demande :
– Vous avez une carte de mutuelle, s'il vous plaît ?
– Non, mais j'ai Europe-assistance avec ma carte bancaire, ça devrait suffire, non ?
– J'ai bien peur que non ! Désolée !
Ahmed, 59 ans, un peu perturbé apparemment…

– Quand j'ai eu mon accident de voiture il y a quatre ans, les médecins m'ont posé du matériel et des broches qui sortaient de ma jambe ! On aurait dit un échafaudage externe !
Sylvie, 60 ans, épouse d'un patient, parle de fixateur externe.

– J'ai besoin de connaître votre poids, s'il vous plaît ?
– Je crois que c'est 86 kilos !
– Très bien, et votre taille également ?
– Du 46-48 !
Amina, 24 ans, problèmes vasculaires.

Ça va mieux (ou pas) en le disant !

« C'est quand même **UN COMBLE** ! Moi, je suis hyper constipé depuis deux semaines et je suis obligé d'avaler des tas de produits médicamenteux hyper dégueulasses pour essayer de me déboucher le tuyau et ma femme elle, elle a la gastro depuis deux jours et elle m'a bouché les toilettes en haut à l'étage ! J'ai vraiment l'impression qu'elle fait **TOUT POUR ME NARGUER !** »

Antoine, 71 ans, gros problèmes de tuyauterie !

— Avec cette fièvre, je passe tout mon temps allongée sur la banquette du salon ! J'ai les jambes toutes enculosées !

Bernadette, 78 ans, grippée avec les jambes ankylosées.

Je ne sais pas ce que j'ai mais j'ai bien l'impression d'avoir de la température !

— Oui, c'est exact !

— Je crois que j'ai deux températures !

— Pardon ! Je ne vous comprends pas ! Comment ça deux températures ?

— Oui, j'ai chaud et j'ai froid en même temps ! J'ai donc deux températures !

Guillemette, 27 ans, grippée.

— Je vous préviens, il est hors de question pour moi d'avaler des médicaments numériques !

Anselme, 85 ans.

— J'ai enfin reçu mes papiers de la Sécurité sociale et dedans c'est marqué que je bénéficie de la nouvelle assurance sociale à partir de ce mois-ci ! Regardez, c'est écrit ici ! Ils parlent de la PMU ! C'est les papiers maladie universelle !
— Ce ne serait pas plutôt la CMU, non ? La couverture maladie universelle ?
David, 34 ans, accident de scooter.

Je suis en train de doucher l'une de mes patientes lorsque son mari dément entre dans la salle de bains, la regarde fixement et me demande :
— Tiens, mais que fait cette femme sous la pluie ? Elle va être toute mouillée ?
Raymond, 79 ans, dément, en même temps, c'est un peu le principe de la douche… Et quelque temps plus tard : « Mais qui l'a mis dans la piscine ? »

— Parfois je me dis que j'ai la peau qui est tellement sèche que, bientôt, les morpions seront obligés de se balader avec une gourde !
— Mais, ils l'ont déjà ! lui répond-il.
Fabiola, épouse d'un patient, c'est beau l'amour !

— Dites-moi, vous qui êtes infirmière, si demain je décidais d'arrêter les clopes, les filles, les consoles de jeux, les troisièmes mi-temps avec mes potes, vous pensez que je vivrais plus longtemps et en meilleure santé ?
— C'est bien possible, mais ce qui est sûr, c'est que vous risquez de vous emmerder beaucoup, beaucoup plus longtemps !
Christophe, 29 ans, accident de moto, en pleine crise existentielle !

J'arrive au domicile d'une patiente qui se plaignait d'une baisse d'audition depuis quelque temps. Le médecin est sur place.

— Écoutez, Docteur, je suis très gênée de vous parler de ce genre de choses mais, comprenez que ma situation est très inconfortable depuis des semaines ! Voyez-vous, j'ai l'impression de devenir sourde parce que je ne m'entends plus péter !

— Eh bien, je vais vous prescrire un médicament que vous prendrez matin et soir pendant un mois, c'est compris ?

— Oui, Docteur, et avec ça, j'entendrai mieux ?

— Non, mais vous péterez plus fort !

Louise, 81 ans, problèmes auditifs.

Parole de philosophe

« Certains aiment tellement leur femme que, pour **NE PAS L'USER,** ils prennent celles des autres ! »

Jean-Louis, 77 ans, cardiaque, ayant précisé qu'il est homosexuel…

– Je suis tombée avant-hier dans le salon de coiffure de ma fille ! Elle était tout affolée et elle a directement appelé les pompiers ! Il paraît qu'il y avait du sang partout car je me suis ouvert le cuir chevelu ! Moi, je ne me souviens de rien ! Je vous appelle parce que j'ai besoin d'une infirmière pour me faire des pansements tous les deux jours à domicile ! Je me souviens juste d'être allée à l'hôpital en véhicule mais je ne sais plus comment ça s'appelle ! Ces espèces de grosses charrettes à moteur blanches avec des lumières sur le toit !
– Vous voulez parler de l'ambulance ?
– Oui, c'est ça !
Éliane, 83 ans, plaie traumatique, encore en état de choc !

– Je reviens de chez le médecin-accoucheur ! Il a prévu ma césarienne pour le 11 du mois prochain, c'est-à-dire dans dix-sept jours aujourd'hui ! Je dois me présenter à l'hôpital à 7 heures du matin ! Donc si je comprends bien, ça veut dire que j'aurai l'enfant le même jour non ? Par contre, j'ai totalement oublié de lui demander, c'est quand qu'il m'accouche au juste !
Mohameda, 19 ans, enceinte et un peu perdue.

— Alors voilà, j'ai bien réfléchi et si je meurs, je tiens à me faire inséminer ! Je ne veux pas me faire enterrer dans la terre au milieu des asticots !

Aldo, 72 ans, problèmes digestifs, et souhaite être… incinéré !

Je n'ai plus d'ordonnance pour du Viagra ! Mais si je vais à la pharmacie et que j'amène une photo de ma femme, tu crois que ça va suffire ? Tu crois qu'ils comprendront ?

Sergio, 69 ans, époux d'une patiente, avec des circonstances atténuantes…

— Une fois quand j'étais jeune, je me souviens d'une mauvaise soirée ! Il paraît que j'ai fait une espèce de coma hydraulique !

Gérard, 47 ans, dialysé.

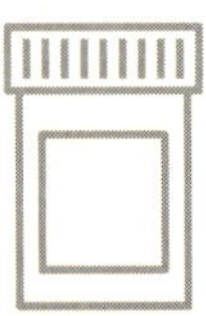

– Vous savez, Mélanie, j'ai l'impression que ma vue baisse !
– Il faudrait consulter un ophtalmologue pour faire un bilan, vous ne croyez pas ?
– Oui, c'est une bonne idée ! C'est très inconfortable pour moi surtout que je suis toujours en activité !
– Ah bon, et que faites-vous dans la vie ?
– J'exerce comme voyante-médium ! Je lis l'avenir dans une boule de cristal !
Mathilda, 70 ans, épouse d'un patient.

Alors que je faisais un pansement à un patient, celui-ci me demanda :
– Vous connaissez la marque Cyclamed en pharmacie ?
– Oui, bien sûr, mais pourquoi ?
– Eh bien, c'est parce que je voulais savoir s'ils recyclaient aussi les paquets de cigarettes vides ?
Toufik, 24 ans, accident du travail.

– Vous avez des antécédents chirurgicaux, Madame ?
– Oui, j'ai subi une caricature des trompes il y a cinq ans maintenant !
Chantal, 54 ans, cardiaque, parle de ligature des trompes.

— Excusez-moi, Henri, mais il faut que je prenne votre tension artérielle ! Pouvez-vous tendre le bras, s'il vous plaît ?
— Oui, volontiers ! Mais vous savez, à mon âge, c'est la seule chose que j'arrive encore à tendre un peu !
Henri, 91 ans.

— Moi, je dis qu'il ne faut pas être triste quand on a la maladie de… ! Je ne me souviens plus comment ça s'appelle ! Celle qu'on perd la mémoire !
— Vous voulez parler de la maladie d'Alzheimer ?
— Oui, c'est ça ! C'est vrai parce qu'avec cette maladie-là, finalement on a de la chance ! Chaque jour, on rencontre de nouvelles personnes et on fait plein de nouveaux trucs aussi ! C'est plutôt cool non ?
Thierry, 54 ans, fils d'un patient.

Le livre des records

J'arrive chez une dame pour une aide à la toilette car elle s'est fracturé l'humérus. Elle vient de sortir de l'hôpital après avoir subi une opération chirurgicale.

— Que vous est-il arrivé ?

— J'ai glissé sur le tapis de la salle de bains en sortant de la douche ! Vous savez, ce n'est pas la première fois que je me fais opérer !

— Vous avez des antécédents chirurgicaux ?

— J'ai été opérée à dix-sept reprises !

— Ah bon !

— Oui, j'ai des prothèses de hanche aux deux jambes et une prothèse de genou ! J'ai des broches dans le dos et une sur la malléole droite ! J'ai une plaque en titane dans les deux poignets ! C'est pour cela que mes petits-enfants m'appellent tous mamie Robocop ! Ça les amuse beaucoup ! C'est normal, plus rien n'est d'origine chez moi, depuis longtemps ! J'ai été refaite de partout ! Il y en a qui se font relooker de l'extérieur ! Eh bien moi, je l'ai fait de l'intérieur !

Prospérine, 90 ans, fracture du bras.

– Je ne me sens pas trop bien en ce moment ! Déjà qu'il faut que je m'occupe de mon mari, de la maison ! Je suis fatiguée ! Je vois bien que ça ne va pas depuis quelque temps déjà ! J'ai comme qui dirait des espèces de fourmis dans les doigts et j'ai souvent le cafard en plus ! J'ai le bourdon comme on dit chez moi ! Vous ne connaîtriez pas un produit miracle par hasard ?
– Si, prenez du Baygon® !
Suzanne, 79 ans, épouse d'un patient.

– Je suis un petit peu triste en ce moment ! J'ai ma voisine de palier qui est décédée la semaine dernière ! Il paraîtrait qu'elle se serait suicidée ! La voisine du sixième m'a dit qu'apparemment ils auraient fait une autopsie et qu'il semblerait que la cause de la mort, c'est le décès ! Mais bon, je ne vous ai rien dit !
– Oui, comme d'habitude !
Émilia, 87 ans, concierge qui s'ignore !

– Le médecin est passé ce matin et il m'a prescrit des suppositoires en plus !
– Pour quel problème au juste ?
– Je ne sais pas moi ! C'est des suppos pour le cul !
– Oui, mais pour des vomissements, des nausées ou des douleurs ?
– Non, il m'a dit c'est pour votre cul mais je ne sais pas pourquoi !
Armando, 83 ans.

— Cet après-midi, j'ai vu mon médecin traitant et il m'a parlé de voir avec un acuponcteur pour mes problèmes de migraine car, malheureusement, aucun traitement n'est véritablement efficace pour moi. Parce que j'en ai marre d'avaler des cachets, j'ai l'impression que ça me bousille l'estomac !

— Rien ne vous empêche de prendre un rendez-vous avec un acuponcteur et vous verrez bien !

— Je pense que je vais essayer ! Après tout, ça doit bien marcher quand même ! Regardez les hérissons, c'est jamais malade les hérissons non ?

Doris, 80 ans, épouse d'un patient, douleurs chroniques.

— Je n'arrête pas de penser à plein de choses en même temps ! Mon cerveau est en ébullition tout le temps ! J'ai plein d'images qui défilent dans ma tête sans arrêt ! C'est comme si la télévision était allumée tout le temps et que ça défile en accéléré ! C'est affreux ! C'est comme si j'avais une diarrhée mentale parce qu'à chaque fois que j'ai une idée, c'est toujours de la merde ! Et une diarrhée verbale aussi parce qu'à chaque fois que je parle, c'est pire encore !

Justine, 27 ans, psychotique ayant son premier brin de lucidité.

– Bonjour, Madame ! Voilà, je vous appelle car j'aurais besoin d'une infirmière pour me faire des pansements alcoolisés tous les jours pendant dix jours si c'est possible pour vous ?
– Oui, bien sûr ! Et que vous est-il arrivé au juste ?
– Eh bien, je suis rentrée un peu tard d'une soirée très alcoolisée avec des amis et j'ai glissé dans la cuisine et je me suis éclaté le scrotum et la hanche par terre !
Irina, 50 ans, traumatisme du sacrum (qui dit soirée alcoolisée, dit pansement alcoolisé !)

– T'aurais pas vu ma mémé ?
Odette, 96 ans, démente, mais touchante.

Je fais la toilette d'un petit garçon de cinq ans dans la baignoire lorsqu'il me répond après avoir vidé l'eau :
– T'as vu, la baignoire ! Elle avait trop beaucoup soif quand même ! Elle a tout bu son eau !
Ramiro, 5 ans, handicap moteur mais très observateur !

Blagues à part

« Quel est le point commun entre l'**ASSURANCE MALADIE** et une minijupe ? Eh bien, c'est que les deux ne couvrent que le **MINIMUM VITAL !** »

David, 34 ans, accident de scooter.

– Tu es mariée ?
– Non !
– Tu as raison ! Écoute, ma fille ! La vérité sur les hommes, c'est qu'à chaque fois qu'ils ouvrent leur braguette, c'est leur cerveau qui pointe le bout du nez !
Gertrude, 88 ans, c'est assez juste dans l'ensemble !

– Le médecin m'a prescrit un nouveau médicament pour mes douleurs au dos et j'ai regardé la notice ! Ils disent que c'est à base d'aspirine mais je n'ai pas compris ! C'est pour aspirer quoi ?
Jocelyne, 54 ans, douleurs chroniques, pose une bonne question…

Vous savez, j'ai travaillé toute ma vie ! Et je travaille encore aujourd'hui malgré mes 85 ans !
– Comment ça, vous travaillez ?
– Oui, je travaille à plein temps !
– Et que faites-vous au juste ?
– Je travaille dans la recherche depuis quelques années maintenant !
– Et que cherchez-vous ?
– Je cherche ma canne, mes lunettes, mes mouchoirs, mon dentier, la date du jour et aussi un peu de compagnie ! Enfin bref, je cherche tout le temps !
Adélaïde, 85, problèmes vasculaires.

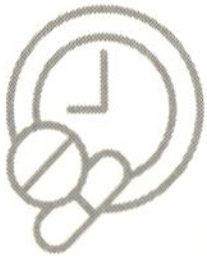

– J'ai vu mon médecin ce matin et il m'a dit que c'était un canari que j'ai au pied et que c'est ça qui fait mal et que tu dois me faire des pansements tous les jours avec de la javel !
Cyril, 24 ans, psychotique qui aime les oiseaux.

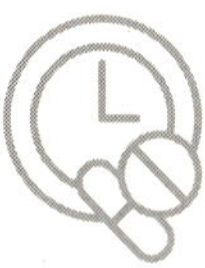

– J'ai vu à la télévision un reportage sur la grippe ferroviaire hier soir ! Comment ça s'attrape au juste ?
Christophe, 24 ans, schizophrène.

– Mélanie, je t'appelle pour te dire qu'il faudra m'enlever les points de soudure que j'ai à la tête demain ! C'était juste pour ne pas que tu oublies !
Mireille, 71 ans, plaie cuir chevelu.

– Je sais bien que je suis grosse comme un gros tas de lard mais attention, ne me sous-estimez pas, j'ai l'ouïe fine !
Berthe, 93 ans, dialyse.

– J'ai de plus en plus de mal de voir ! Je crois bien qu'il va falloir que je prenne rendez-vous chez un bon enculiste ! Vous en connaissez un bon vous ici à Cannes ?

Géraldine, 91 ans.

– J'ai encore les boyaux qui font des siennes, j'ai la grosse coulette !

Aldo, 72 ans, maladie digestive.

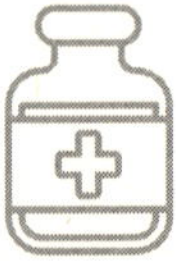

– Bonjour Mélanie, c'est Gilberto ! Je m'excuse de vous déranger mais je viens de me couper et je n'ai pas de pansements à la maison ! Vous n'auriez pas aussi quelques strings sur vous par hasard ?

– Des stripes plutôt non ?

Gilberto, 76 ans, époux d'une patiente et désormais nouveau patient !

(Des strings ? Oui, il m'arrive aussi d'en avoir sur moi quelquefois !)

– Je ne comprends pas pourquoi quand j'ai la tête qui tourne, ça me donne des vertiges !

Amina, 18 ans, enceinte et tout étourdie.

— Le médecin a bien insisté sur le fait que je devais prendre ce cachet tous les jours, sept jours sur vingt-quatre !

Blandine, 87 ans, OK, message bien reçu !

— Je ne comprends pas du tout ce qui se passe ! Avant, j'avais mes mensualisations tous les mois ! Tout était bien réglé et depuis quelque temps, c'est décalé et je ne sais pas pourquoi !

— Vous parlez de quoi au juste ? De cotisations ? De factures ?

— Non, je parle de mes règles menstruelles !

— Ah ! De vos menstruations !

Shana, 22 ans, fille d'un patient.

— Dis-moi, Mélanie, ça tombe quel jour de la semaine le Mardi gras au juste ?

Flora, 47 ans, psychotique.

Ça va mieux (ou pas) en le disant !

(en version originale)

— Voilà, m'dame ! Je vous appelle parce que j'ai b'soin d'une fermière pour coller des pansements et piquer avec des injections !

— C'est pour quel type de problèmes ? Que vous est-il arrivé ?

— Ben, par où que j'commence ! J'suis venu promener ici dans Alpes du sud ! J'ai fait une chute de vélo y'a deux jours ! C'est à cause de mes bunions de pieds et j'sais pas qu'est-ce que j'ai fait avec les pédales, me suis embrouillé les pieds et je m'suis péter la gueule ! Depuis, j'ai la boulette droite qui rôtisse et la gauche de travers et j'ai le nouc du trou aplati qui fait un mal d'orignal que j'peux plus m'asseoir du tonnerre ! À la grande hospice, ils m'ont dit prend ça comme cachets et ça m'a donné une tête à cochon, le feu sauvage autour de la bouche et un va-vite depuis hier !

— On va commencer par le début, si vous voulez bien !

— C'est que je suis canadien, m'dame ! C'est difvile de parler pour moi !

— OK, j'arrive ! On verra une fois sur place !

Brad, 26 ans, touriste canadien, chute de vélo, après m'être rendue sur place et avoir longuement dialogué ou plutôt tenté de deviner ce dont il s'agissait, les bunions sont des ampoules ! La boulette qui rôtisse est en réalité la rotule qui est inflammée et pas autre chose ! Le nouc du trou signifie le coccyx en marmelade ! La tête à cochon désignait un orgelet et le feu sauvage est un herpès buccal d'origine médicamenteuse ! Quant au va-vite, il fallait comprendre une diarrhée due aux cachets !

J'arrive au domicile d'un patient pour lui faire ses pansements lorsque je le trouve avec des vêtements tachés de vomi.
– Eh bien, que s'est-il passé, Monsieur ? Vous avez du vomi sur votre chemise ! Vous en avez partout !
– Comment ça j'ai vomi ?
– Oui, regardez vos vêtements, ils sont tachés et il y en a même par terre !
– Mais, c'est pas moi qui ai fait ça !
– Pardon !
– Eh bien oui ! Je ne me suis pas vomi dessus ! C'est vous l'infirmière qui m'avez dégueulé dessus !
Germain, 89 ans, persécuté.

– Comme c'est gentil d'être passée aujourd'hui ! J'ai pas envie de faire de toilette ce matin ! Il est encore tôt, je viens à peine de me réveiller !
– Mais il est treize heures !
– Oui, c'est bien ce que je dis ! C'est trop tôt et puis, j'ai remarqué que quand je restais au lit, ça me défatiguait bien !
Svetlana, 51 ans, obésité morbide et clinophile chronique.

— Je voulais savoir parce que j'ai ma première échographie dans deux semaines si on pourra voir qui est le père du gosse ? On pourra savoir alors qui c'est ?
— Pardon ?
Mounira, 17 ans, enceinte, cherche des réponses...

— Bonjour ! Je vous appelle car j'aurais besoin d'une infirmière pour des soins !
— De quoi s'agit-il ?
— Eh bien, je me suis fait opérer il y a trois semaines de l'intestin car j'ai eu de gros problèmes cet hiver et depuis, je suis sodomisée depuis peu et j'ai besoin d'une infirmière pour mes soins de sodomie car j'en ai jamais eu avant ! C'est pour vérifier que tout fonctionne bien et me nettoyer aussi !
— Vous voulez parler de soins de stomie, c'est ça ?
— Heu oui ! Et qu'est-ce que j'ai dit ?
— Non, c'est pas grave ! Vous avez été stomisée, c'est-à-dire qu'ils vous ont posé une poche pour recueillir les selles et mettre votre intestin au repos c'est bien cela ?
— Oui, c'est une stomie du colon !
— Je préfère !
Madame Moncolon, problèmes digestifs.

La chronique de Didier

« Comme on dit chez nous
dans les Ardennes :
PINGOUINS dans les champs,
Hiver très, **TRÈS MÉCHANT** ! »

*Didier, 72 ans, diabétique, mais pas que …
et avouant voir peu de pingouins depuis
qu'il est dans le Midi…*

– Ce matin, j'ai regardé la télévision en vous attendant et j'ai vu une publicité pour de la lessive pour le linge ! Mais impossible pour moi de me souvenir de la marque mais ce dont je me souviens parfaitement, c'est qu'elle sentait drôlement bon !

Denise, 85 ans, déficiente visuelle mais odorat ultra développé !

– Mélanie, il faudrait me préparer mon sommelier aujourd'hui ! On est jeudi !

– Pardon ! Je dois préparer quoi ?

– Mon sommelier pour la semaine ! Mes médicaments si vous préférez !

– Ah, vous voulez que je vous prépare votre semainier ?

Jeanne, 53 ans, psychotique mais organisée.

– On est hyper content mon mari et moi que tu sois enfin rentrée de tes congés parce que ta remplaçante ! Quelle connasse celle-là franchement ! Il faut voir comment elle parle à mon mari et à moi ! On lui posait des questions et elle nous a remballés plus d'une fois ! Elle est d'une autorité et hyper hautaine en plus ! Par contre, elle nous a fait plein de réflexions sans arrêt !
Je ne sais pas pour qui elle se prend avec son air condescendant mais ce qui est sûr, c'est qu'à force de péter plus haut que son cul, elle va finir par avoir le dos qui pue !
Ferdinande, 59 ans, épouse d'un patient, message compris !

Ma fille veut que j'aille chez le spécialiste mais moi, j'ai pas envie ! C'est parce que j'ai un problème de digération à l'estomac ! Je suis très rétractive à l'idée de voir un médecin ! J'ai pas confiance en eux !
Léonie, 93 ans, aphasique, et très réticente !

– Mon cousin est à l'hôpital car il a fait une très mauvaise chute à vélo et il souffre d'une éclatation de la rate !
– C'est un éclatement de la rate !
Arnaud, 19 ans, petit-fils d'un patient, un lien de parenté avec Léonie peut-être ?

– Voilà, je vous appelle parce que je suis en arrêt de travail depuis hier à cause de douleurs interpostales très douloureuses qui me font super mal et le docteur m'a donné des piqûres à faire tous les jours par une infirmière à commencer dès aujourd'hui !
– Vous voulez parler de douleurs intercostales non ?
– Oui, c'est ça !
Et quelle profession exercez-vous ?
– Je travaille à la poste ! J'ai été embauché il y a deux mois !
Thierry, 27 ans, douleurs intercostales et employé du mois !

– J'ai vu mon docteur avant-hier et il m'a dit que j'avais une hernie discale à la moelle pépinière !
Michel, 57 ans, hernie discale à la moelle épinière.

Parole de philosophe

« Tu sais, c'est toujours au pied
du mur qu'on reconnaît
LE CUL-DE-SAC ! »

Lucienne, 90 ans, on sent qu'elle a de l'expérience !

— Et de quoi avez-vous été opéré, Monsieur ?
— D'une hernie inguinale !
— De quel côté exactement ?
— Du côté d'Épinal !
Monsieur Airnie, hernie inguinale droite.

— On est content que tu sois enfin là !
— Ah, bon et pourquoi cela ?
— Ta remplaçante est gentille mais bon, nous, on l'aime pas du tout ! On dirait qu'elle a la tête pleine de poux et les bras trop court pour se gratter !
Monique, épouse d'un patient.

Une dame m'appelle au téléphone pour des soins.
— J'ai besoin d'une infirmière pour faire des pansements d'ablation de kyste sur un bras tous les jours jusqu'à cicatrisation !
— Oui, et où habitez-vous exactement ?
— Attendez, il faut que je réfléchisse un peu parce que je crois me souvenir que ma rue a changé d'adresse il y a peu !
Madame Paustal, suites opératoires déstabilisantes...

– Je crois que j'ai attrapé pleins de verrues plantaires aux mains !
– Non, les verrues plantaires poussent sur les pieds !
– Oui mais là, c'est bien des verrues plantaires que j'ai sur les mains, non ?
– Oui, ce sont des verrues mais pas plantaires !
– Alors ce sont des verrues mammaires !
Lydia, 21 ans, psychotique, mais très créative !

– Moi, j'ai été très gravement malade il y a quelques années en arrière ! J'ai eu un cancer et vous savez qui m'a soigné à cette époque ?
– Non !
– Eh bien, j'ai été soigné grâce aux feuilles de soins !
– Ah bon ! Et pas grâce aux médecins ?
Gilbert, 79 ans, cardiaque.

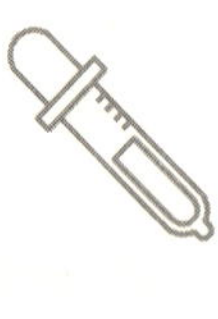

— Moi, je dis que l'alcool, c'est mauvais pour la circulation !
— Évidemment ! C'est très mauvais pour la circulation du sang, pour le cœur et les artères !
— Non mais, je ne voulais pas parler de ça !
— Ah bon, et de quoi parliez-vous alors ?
— Je disais donc que l'alcool est très mauvais pour la circulation en voiture ! La preuve, c'est que les ivrognes ont souvent des accidents de voitures !
Armand, 92 ans, époux d'une patiente.

J'arrive au domicile d'une patiente pour ses soins quotidiens. Sa fille, Sabine, âgée de quatorze ans souhaite devenir infirmière.
— Alors Sabine, tu veux toujours être infirmière ? Tu n'as pas changé d'avis ?
— Non ! Moi ce que je voudrais faire, c'est de l'humanitaire en Afrique !
— Et pourquoi cela ?
— Eh bien, c'est parce qu'il y a beaucoup de mortalité infantile des personnes âgées et des enfants là-bas ! Il y a que les nourrissons qui n'en souffrent pas !
Sabine, 14 ans, fille d'une patiente, déterminée.

Je douche un monsieur très âgé trois fois par semaine lorsque soudainement, celui-ci se touche les fesses et se met subitement à crier :
— Au secours Mélanie, je ne trouve plus mon anus ! Je crois bien qu'il s'est tiré !

Alphonse, 98 ans, hésitant...

— J'avais rendez-vous chez le médecin ce matin mais j'ai téléphoné pour annuler !
— Pourquoi avez-vous annulé ? Cela fait dix jours que vous attendiez ce rendez-vous avec impatience ! Je croyais que vous aviez plein de choses à demander à votre docteur !
— Vous ne comprenez pas ! C'est parce que je me suis réveillée ce matin avec de la fièvre et de la toux alors, comme j'étais malade, j'ai préféré annuler ! J'étais pas du tout en état d'y aller !
— Vous êtes du genre à aller chez votre médecin quand tout va bien, c'est bien cela ?
Éliane, 74 ans, mal en point sauf chez le médecin !

Ça va mieux (ou pas) en le disant

« Je vous appelle pour vous dire qu'**ELLE EST MORTELLEMENT DÉCÉDÉE** hier matin à l'hôpital ! Ce que je ne comprends pas c'est pourquoi ses fils l'ont emmené au crévatorium pour la brûler ! C'est là qu'on voit qu'ils ne connaissaient pas bien leur mère ! Quand je pense qu'**ILS VONT L'INCINÉRER** elle qui a tellement souffert de bouffées de chaleur dans sa vie ! C'est quand même **UN COMBLE** vous ne trouvez pas ? »

Madame Détonnet, voisine d'une patiente.

– Chouette ! Notre petite infirmière est rentrée de congés ! Je suis contente de te revoir ! Dis donc ta remplaçante, d'où est-ce qu'elle sort celle-là ? Elle est bien gentille mais franchement, heureusement pour elle qu'on ne lui a pas donné le poids de son cerveau en bonbons car elle aurait gagné un demi tic-tac !
Amélie, fille d'une patiente.

– J'en ai marre de bouffer des cachets tous les jours ! Je ne sais même pas à quoi ça sert tout ce que j'avale, mais ce que je sais c'est qu'un jour je me réveillerai morte dans mon lit, et toi et tout le monde, vous aurez ma mort sur la conscience !
Marjorie, 91 ans, éternelle optimiste.

– J'ai dû augmenter la dose de cachets de ma femme la nuit dernière car elle a fait une crise de folie ! Elle criait, elle hurlait ! Elle disait qu'elle voyait des choses dans sa chambre et des gens dans la salle à manger ! Elle n'arrêtait pas de faire du rouspétage après je ne sais pas trop qui ! C'était infernal !
Aldo, époux d'une patiente, désespéré.

– Qu'est-ce que vous en pensez des injections que le docteur m'a prescrites la dernière fois ?
– Il faut voir si c'est efficace ou pas ! Il y a que vous pour le savoir !
– Je vous demande cela parce que je me suis fait engueuler par mon médecin parce que j'ai décidé de les arrêter ! Il ne comprend pas que sitôt piqué, sitôt je vomis ! Je ne peux pas supporter cela ! Ces piqûres sont censées me soigner d'un côté et pas me détraquer de l'autre !
– Effectivement, le bénéfice est nul ! Je comprends !
– Oui, vous me comprenez mais pas lui ! Il m'a demandé de les continuer et cette fois-ci, jusqu'au bout ! Si ça continue comme ça, un jour, je vais lui dire le fond de ma pensée à cœur ouvert moi !
Olivier, 31 ans, problèmes orthopédiques.

– Il paraît que demain, c'est la journée mondiale contre le tabac, c'est vrai ?
– Oui, pourquoi ?
– Non, c'est parce que je voulais savoir si les pipes, ça comptait aussi ?
Julien, 20 ans, accident de scooter, aime la précision.

– Moi, je me souviens que quand j'étais jeune, j'étais tellement timide que dès qu'une femme me parlait, j'attrapais tout plein de rougettes sur les joues !
Mimont, 86 ans, s'est bien rattrapé depuis ce temps-là !

— Moi, quand je suis née,
j'avais deux ans !
— Pardon ?
— Oui, quand je suis née,
j'avais deux ans ! Et toi,
t'es née à quel âge ?

Charlotte, 85 ans, démente.

Je prends en charge un jeune homme pour une série de pansements suite à un accident de moto survenu quelques jours plus tôt.

— J'ai eu un accident de moto il y a quatre jours et grâce à mon casque, ma blessure au genou est impressionnante mais sans gravité ! Mais toutefois en y réfléchissant bien, j'avoue que je n'ai pas bien compris ce qui m'est arrivé ! Il me semble que j'ai été heurté de plein fouet par un poteau électrique !

Cyprien, 17 ans, accident de moto.

Le livre des records

« Je me rends compte **CHAQUE JOUR**
qui passe que je suis en train
de battre mon propre record pour
le nombre de jours où
que je suis resté en vie !
C'EST FOU NON ? »

Antonin, 88 ans, époux d'une patiente, héros ordinaire.

– Surtout, ma petite Mélanie, écoute bien ce que je vais te dire ! Ne te marie jamais pour de l'argent ! Je suis sûre que tu pourras emprunter à meilleur marché !

Marthe, 84 ans, de bon conseil.

– Je ne sais pas trop ce qui se passe en ce moment mais j'arrête pas de me lever la nuit pour uriner ! La nuit dernière, je me suis levée au moins huit fois et cela fait quelques semaines que cela dure ! Maintenant, j'en ai marre parce que ça me fatigue beaucoup et en plus, j'arrive pas à me rendormir après ! Tout cela m'épuise ! Je crois bien qu'à mon âge avancé, la seule explication qui me semble logique, c'est que j'ai la zézette qui dégringole et puis, c'est tout !

Marie, 98 ans.

– Je crois mais je n'en suis pas très sûre, être devenue veuve à la mort de mon mari ou plutôt à son décès ! J'hésite entre les deux ! J'ai la mémoire qui flanche ! Je ne m'en souviens plus très bien ! Quelle importance de toute manière !

Emma, 87 ans, cardiaque et veuve.

– J'ai vu à la télévision que le charbon était bon pour l'intestin et les problèmes de diarrhée ! Moi qui suis toujours embêtée !
– Oui, c'est vrai !
– Du coup, j'ai envoyé mon mari me chercher du charbon de bois au supermarché !
– Vous savez, le charbon végétal serait nettement plus approprié ! Vous savez celui que l'on trouve en pharmacie !
Astrid, 53 ans, problèmes digestifs.

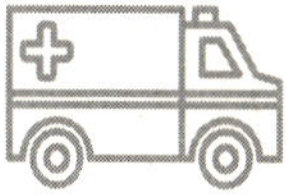

– Mon Dieu ! Si vous saviez ce qu'il vient de se passer dans l'immeuble !
– Qu'y a-t-il ?
– Vous n'êtes pas au courant ?
– Non, je viens d'arriver !
– C'est la femme de notre concierge Octavio ! Vous le connaissiez, vous, notre concierge ? Il paraît qu'elle se serait suicidée cette nuit dans la loge ! D'après les policiers, ils ont dit, elle se serait mortellement tuée à la suite d'une pendaison et que pour le moment, elle serait décédée ! La voisine du cinquième m'a dit qu'apparemment, elle aurait refusé sa propre autopsie !
Prosper, 87 ans, diabétique et concierge suppléant, inspecteur Colombo efficace.

– Dis-moi, ma femme est super constipée et rien n'y fait ! Qu'est-ce que je pourrais lui donner ?
– Vous avez essayé les comprimés ?
– Oui, sans résultat !
– Vous avez essayé les sachets ?
– Oui, ça marche pas !
– Vous avez fait un lavement ?
– Oui, mais c'est trop coincé !
– Et les suppositoires ?
– Ah mais oui ! Je n'y pensais plus ! J'en ai dans la salle de bains du haut !
Puis, il redescend et s'adresse à sa femme :
– Chérie, j'ai trouvé un reste de boîtes de suppositoires à la nitroglycérine pour toi ! Tu verras avec ça, quand ça va partir, ça va partir !
– Oui, eh bien vérifiez que ça ne parte pas trop loin quand même !
Louis, 80 ans, époux d'une patiente, la glycérine suffira amplement sauf s'il s'agit d'un règlement de compte !

– Demain, je vais passer ma colomboscopie !
– Pardon !
– Oui, une colomboscopie ! Vous savez ce dont il s'agit vous qui êtes infirmière !
– C'est pour un problème de colombin ?
– Diable ! Non, d'intestins !
– Alors, c'est une coloscopie !
Jean, 84 ans, problèmes digestifs.

Parole de philosophe

« J'ai vu mon médecin hier !
Moi, j'allais pas trop bien mais **LUI C'ÉTAIT PIRE !** Il m'a dit qu'il souffrait d'arthrose dans les jambes et que la douleur le réveillait même la nuit !
Comme quoi, même les toubibs ont des problèmes de santé. »

Josèphe, 72 ans, cardiaque.

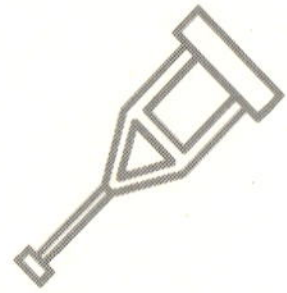

– Mélanie, je t'appelle pour te dire de ne pas passer demain après-midi car j'ai rendez-vous chez mon varissologue !
– Problèmes de varices ?
– Non, juste de circulation du sang difficile au niveau des jambes !
Édouard, 85 ans, problèmes vasculaires.

– Plus je grossis et plus j'ai l'impression d'être transparente pour les gens et surtout pour mon entourage !
Sheila, 28 ans, obésité morbide, prise de conscience douloureuse et touchante…

J'arrive chez un monsieur âgé pour ses injections quotidiennes. Il regarde les Jeux olympiques à la télévision.
– Dis-moi, ma petite Mélanie, t'as regardé un peu les Jeux ces jours-ci ?
– Non, j'ai pas beaucoup le temps !
– Je regarde le ski de fond ! Mais je ne sais pas, il est toujours devant le premier ?
– Pardon ?
– Oui, celui qui est en tête de la course, il est toujours devant ?
Anselme, 90 ans, diabétique.

– Depuis que je suis enceinte, j'ai plein d'envies ! En ce moment, je me goinfre de pâté de cochon ! Alors que mon mari lui, il n'en mange pas ! Il m'a dit, moi, je ne mange pas de pâté de cochon parce qu'il y a du porc dedans ! Enfin depuis que je suis enceinte, il n'arrête pas de se goinfrer de bonbons toute la journée alors que c'est rempli de lécithine de porc dedans !

Hélène, 26 ans, enceinte et perspicace.

– Ma parole ! Mais t'as vu ta tête, toi, ce matin ! Franchement pour une infirmière, tu crains ! C'est quand ils ont vu ta tête qu'ils ont inventé les cagoules !

Charlotte, 90 ans, démente aime faire des compliments !

– Moi je suis devenu végétarien depuis que le docteur m'a dit que je faisais des crises de goutte ! Il m'a bien expliqué que la viande pour moi, c'est interdit !

– Alors que mangez-vous à la place ?

– Des œufs, du fromage et du Charal® !

Jacques, 89 ans, crises de goutte chroniques.

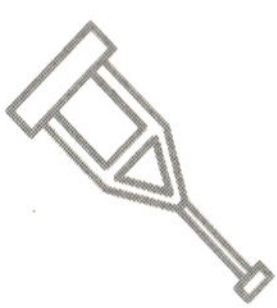

– Je vous ai appelé pour ma fille qui a des injections à faire suite à une opération de luxure d'épaule !

Maman d'une jeune patiente, parle de luxation d'épaule.

– J'ai dit à mon fils avant-hier de ne pas se faire de soucis pour nous ! C'est vrai qu'il habite en Bretagne, c'est pas la porte à côté ! Mais je lui ai dit surtout ne t'inquiètes pas chéri, grâce à notre petite infirmière, on est sûr mon mari et moi de mourir en bonne santé !

Odile, 87 ans, a toujours un mot gentil.

– Le docteur m'a rouspété ce matin quand il est venu !

– Ah bon et pourquoi cela ?

– Il m'a dit que j'étais trop grosse ! Pourtant je lui ai expliqué que je le sais bien que j'ai encore grossi mais lui, il ne comprend pas ! Je ne mange pas parce que j'ai faim mais juste parce que j'ai de l'appétit !

Sabrina, 22 ans, obésité morbide.

– Dites-moi Sidonie, quel est votre secret de jeunesse vous qui venez de fêter vos cent ans ?
– C'est très simple ma fille ! Un ami pour le chic ! Un amant pour le choc et un mari pour le chèque ! Et voilà mon petit, tu connais désormais le secret de la vie !
Sidonie, 100 ans, très bien organisée.

– Bonjour Maurice, comment ça va ce matin ?
– Ça va pas trop ! Je ne sais pas du tout ce qui se passe mais je n'arrive plus du tout à pisser !
– Ah bon, et vous avez bu suffisamment hier ? Et cette nuit ?
– Oui, j'ai pas mal bu en effet ! Comme je n'arrivais pas à dormir cette nuit, j'ai bu beaucoup de café mais je pisse pas ! C'est pas normal quand même ! Quoique tu sais, à mon âge, je sais bien que j'en ai plus pour très longtemps ! Regarde, même monsieur l'aspergeur n'asperge plus !
Maurice, 77 ans, cardiaque mais pas que !

– Est-ce que ça ne serait pas possible pour toi de passer demain matin plutôt que demain après-midi ? C'est parce que je vais au club du Moyen Âge pour jouer aux cartes ! Enfin, si c'est possible pour toi bien sûr !
Judith, 83 ans, nouvelle adhérente du club Bel Âge !

Blagues à part

— Dis-moi, **LES GUGUSSES BLEUS** tu connais ?

— Quels gugusses bleus ?

— Oui, avec leurs chapeaux blancs ? Ceux qui vivent dans les champignons ?

— Oui, les Schtroumpfs!

— Je voulais savoir quand ils se cognent, ils se font des bleus comme nous ou pas ?

— Oui, sauf qu'**ON NE LES VOIT PAS !**

— Ah, alors comment tu sais qu'ils ont des bleus si tu ne les vois pas ? T'as jamais soigné de Schtroumpfs en fait ?

Charlotte, 87 ans, démente, et à qui je pourrais répondre qu'ils n'ont pas besoin de moi, ils ont un super Schtroumpf Docteur dans le village !

– Je t'appelle pour te dire qu'on est bien rentré cette nuit et que tu peux désormais passer comme avant pour mes injections ! Le vol a été un peu difficile ! On a eu plein de trous d'air, des flatulences si tu préfères !
Maria, 67 ans, diabétique, parle de turbulences.

– Le médecin m'a prescrit une prise de sang avec une analyse d'urine hier ! Ma fille est allée au laboratoire chercher le petit tube à pipi et ce matin quand j'ai voulu faire pipi, impossible de remettre la main sur le flacon-pissette de la veille !
Edwige, 81 ans, problème de flacon-pissette !

– Je vous appelle car j'ai des injections à faire tous les jours pendant un mois par une infirmière !
– Pour quelles raisons vous a-t-on prescrit ces injections ?
– C'est parce que j'ai un plâtre ! Je suis sorti de la douche et, en posant le pied par terre, j'ai glissé sur une flaque d'eau et je suis tombé ! J'ai une fracture à la malléole droite ! Je ne peux pas marcher ! Je me souviens avoir basculé sur la droite et mon pied s'est retourné et s'est coincé je ne sais pas comment ! C'est quand même curieux ça ! Comment se fait-il que l'on tombe toujours du côté où l'on penche ?
Grégoire, 57 ans, fracture du pied.

– J'avais un rendez-vous dans deux semaines chez mon dermatologue mais comme je dois partir chez ma fille qui vient d'accoucher à Lyon, j'ai appelé son secrétariat pour demander une annulisation du rendez-vous !

Ghislaine, épouse d'un patient.

– Tu sais, vu la conjoncture économique actuelle, je dis toujours à mes enfants de mettre de l'argent de côté si l'on veut en avoir devant soi au cas où !

Sylvie, fille d'un patient.

– Je suis super énervée ce soir ! Je suis sûre que ma tension artérielle doit être super élevée ! J'ai croisé mon ex-mari avec son espèce de connasse au supermarché cet après-midi ! Il a choisi de refaire sa vie avec une autre, c'est la vie ! Mais ce qui me rassure, c'est qu'il ne pourra pas lui faire d'enfant car il s'est fait faire une ligaturassion des couilles il y a quatre ans ! Disons qu'il tire à blanc maintenant !

Anita, 39 ans, fille d'un patient, parle d'une vasectomie.

— Dites-moi, cela fait sept semaines que l'on fait des pansements tous les jours ! Rassurez-moi, vous allez continuer de les faire jusqu'à la fermeture complète ?

Yves, 69 ans, problèmes dermatologiques.

— Alors Thomas, maman m'a dit que tu avais mal dans la bouche ?

— Oui quand j'avale de l'eau !

J'approche mon abaisse-langue de sa bouche lorsque soudain il s'écrie :

— Waouh ! Il est trop bien ton bâton d'esquimau ! On va manger de la glace ?

Thomas, 6 ans, mal de gorge, petit gourmand.

Ça va mieux (ou pas) en le disant

« Quand je pense à la **VIE QUE J'AI EUE !** Quand j'étais petite, j'étais tout le temps malade ! Les médecins ne savaient pas du tout de quoi je souffrais à l'époque ! C'était en Algérie ! Et puis, j'ai perdu mes parents très jeunes ! C'était l'année de mon mariage, puis ça a été au tour de mon frère décédé d'une pneumonie ! J'ai divorcé quelque temps après le mariage et je me suis retrouvée seule avec les enfants ! Il a fallu que je trouve très vite du travail et je ne me suis jamais remariée ! **ALORS VOUS SAVEZ, JE NE PEUX PAS ÊTRE CROYANTE !** La vie ne m'a fait aucun cadeau et aujourd'hui, je peux le dire, je suis cent pour cent athée ! Dieu merci ! »

Isabella, 88 ans.

– Dites-moi, Ernestine, il faudrait envisager d'appeler un pédicure pour vos pieds !
– Et toi, tu ne fais pas ça, toi ? Tu coupes pas les ongles de pieds ?
– Si mais là, ils sont trop épais, trop longs et surtout, trop dures !
– T'aurais pas un sécateur toi dans ton jardin par hasard ?
– Pardon ! Ce serait infiniment plus sage d'appeler un podologue !
Ernestine, 91 ans, cardiaque, a l'esprit pratique.

J'arrive au domicile d'un patient très âgé pour son pansement quotidien. Son arrière-petite-fille Anaïs, 6 ans, est assise sur ses genoux. Elle le regarde avec insistance et lui demande :
– Dis, Papi, t'as quel âge ?
– Je ne sais plus très bien ! Je suis très vieux, ma puce !
– Ah ! Alors t'as connu les dinosaures ?
Anaïs, 6 ans, arrière-petite-fille et pas la langue dans sa poche !

– Je suis passé à la pharmacie chercher les médicaments de mon père cet après-midi et je me suis un peu accroché avec le pharmacien car il voulait me donner des médicaments génétiques ! Je lui ai demandé s'il ne voulait pas que mon père se transforme en Alien par hasard ?
Norbert, fils d'un patient, prudent.

— Quand je vois mon père dans son lit d'hôpital, grabataire à attendre toute la journée comme ça ! C'est vraiment terrible ! Cette situation dure depuis bien trop longtemps ! Cela fait des années qu'il est dans cet état-là ! C'est une éternité ! Et puis, vous savez l'éternité, c'est toujours trop long surtout vers la fin !

Simone, fille d'un patient.

— Je viens d'offrir un nouvel HP à ma femme pour la Saint-Valentin !
— Un ordinateur ?
— Non, un séjour en hôpital psychiatrique !

Marc, époux d'une patiente, aime faire plaisir.

— C'est qui cette espèce de folle qui n'arrête pas de me regarder comme ça ?
— Mais, c'est votre femme ! Allons, vous ne pouvez pas parler de la sorte !
— Oui, mais elle n'arrête pas de me regarder !
— C'est votre femme ! Elle s'inquiète pour vous ! Vous ne la reconnaissez pas ?
— Non, ça c'est pas ma femme ! Elle est bien trop vieille celle-là ! On dirait une espèce de vieille pute défraîchie !

Nestor, 93 ans, dément.

J'arrive au domicile d'une jeune femme pour une série d'injections lorsqu'elle me fait part d'un petit problème de santé.
– Je ne sais pas ce que j'ai mais je ne me sens pas très bien depuis quelques jours ! Vous pensez que c'est les piqûres qui m'ont donné la diarrhée ?
– Non, il n'y a aucun risque que ce soit ça ! Pourquoi ?
– Eh bien, c'est parce que je crois que j'ai de la diarrhée mais je n'en suis pas sûre !
– C'est pas difficile ! Soit vous avez de la diarrhée, soit vous n'en avez pas !
– Eh bien, je ne sais pas !
– Vous n'êtes pas en mesure de me dire si vous avez de la diarrhée ou pas ?
– Eh bien, c'est difficile à dire parce qu'en fait je ne suis plus allée aux toilettes depuis quatre jours donc, je ne peux pas vous répondre !
Fadila, 22 ans.

– Vous savez, il faut que je vous dise quelque chose, je n'aime pas du tout la façon dont vous me lavez au lavabo le matin ! On dirait une toilette de chat !
Jean-René, 87 ans, préfère les douches.

— Vous savez, je n'ai pas eu d'enfants avec mon mari et depuis qu'il est mort il y a huit ans maintenant, j'ai beaucoup de regrets et je culpabilise énormément ! Alors, je me disais que peut-être avec les progrès de la science au jour d'aujourd'hui, il était peut-être possible d'en avoir même avec un mari décédé ? Si vous connaissez une méthode ou un médecin qui sache comment faire, surtout dites-le-moi !

Liane, 50 ans, fille d'un patient.

J'arrive au domicile d'un jeune couple pour faire une injection à la grand-mère qui séjourne quelques jours parmi eux. La petite Johanna, 7 ans, me demande :

— Tu sais les chauves-souris, elles font pipi la tête en bas quand elles dorment !

— Eh bien, tu en sais des choses dis-moi !

— Maman, elle dit que mamie aussi, elle fait pipi en dormant mais pas la tête en bas !

Johanna, 7 ans, petite-fille d'une patiente, aime beaucoup sa mamie.

La chronique de Didier

« Comme on dit chez nous
dans les Ardennes :
si l'horizon n'est **PAS NET,** alors
reste à **LA BUVETTE !** »

*Didier, 70 ans, diabétique,
et troubles visuels chroniques !*

– Je suis dégoûté ! Le docteur m'a dit que je devais faire hyper attention à mon alimentation !
– Pour quelles raisons ?
– Parce que j'adore manger épicé ! Je rajoute du poivre et des piments partout et il m'a dit que comme je viens d'être opéré de l'intestin, il faut que j'arrête d'en manger car c'est pas bon ! Mon intestin est encore trop fragile !
– Et il vous a dit si cette interdiction est définitive ou pas ?
– J'en sais rien mais pour le moment, je suis au régime jusqu'à la prochaine visite dans un mois ! Je dois mettre mon tube digestif au repos ! Vous savez le piment, c'est comme l'autoroute ! On le paye en sortant et ça fait mal ! Mais moi, j'aime bien !

Clovis, 26 ans, suites opératoires.

– J'ai déposé ma femme chez l'endocriminologue pour son diabète ! On verra bien ce qu'il lui dira ! De toute manière, elle n'en fait qu'à sa tête ! Elle continue à manger toute la journée ! Elle grignote des tas de cochonneries malgré toutes les mises en garde de son médecin ! Moi, je dis qu'un jour ça finira par la tuer cette histoire !

Benito, époux d'une patiente, inquiet.

— Quand je pense à ce qu'était mon mari avant sa maladie ! Un homme grand, charmant, gentil, toujours élégant et quand je vois ce qu'il est devenu ! Vous savez ce n'est pas facile à gérer pour moi tous les jours ! Entre perdre la tête et ses problèmes d'incontinence, ma vie est devenue plus qu'insupportable ! Le pire, c'est qu'il est têtu et qu'il veut toujours avoir raison alors qu'il n'a jamais été comme ça ! Et pour compliquer la situation, il est devenu méchant ! Je vais être honnête avec vous et vous dire ce que j'en pense ! Je vis avec un mouille-quéquette et une tête de bûche tous les jours ! Voilà ce qu'il est devenu aujourd'hui !

Jacqueline, 78 ans, épouse d'un patient, désabusée...

— Je crois bien que j'ai une infection urinaire !
— Et qu'est-ce qui vous fait dire cela ?
— Ce matin mes urines étaient tellement épaisses qu'on aurait dit de la cancoillotte !

Anita, 53 ans, épouse d'un patient.

Ça va mieux (ou pas) en le disant !

— Avant-hier soir, j'ai eu l'air con parce que nous sommes allés au restaurant sur le port pour l'anniversaire de mon petit-fils et je suis tombé nez à nez avec mon diabétologue alors que je m'envoyais mon dessert préféré !

— Et c'était quoi au juste ?

— Des profiteroles au chocolat !

— Et alors, vous ne vous êtes pas caché ?

— Non, je m'en fous royalement ! Et ça ne m'a pas coupé l'appétit pour autant !

Jean-Paul, 64 ans, diabétique décomplexé.

– J'en profite que vous soyez là car je voudrais vous montrer ceci !
– De quoi s'agit-il ?
– On dirait une piqûre de thon ! Vous ne sauriez pas ce que je pourrais mettre dessus par hasard ?
– Où avez-vous été piqué ?
– Dans mon jardin hier soir !
Marc, 59 ans, diabétique.

– On est allés manger dans un restaurant gastronomique à Nice pour notre anniversaire de mariage avec les enfants ! On était quatorze au total et on a tous été malades ! Moi, ça a commencé quand j'ai dû régler la note en sortant ! Et quand on est rentré à la maison, on a tous vomi et eu mal au ventre comme une gastro ! Tu parles d'un menu gastronomique ! Un menu gastro tout court oui ! Je ne risque pas d'oublier nos quarante ans de mariage !
Vivianne, 63 ans, fille d'une patiente.

– Je suis allée à la Sécurité sociale hier après-midi pour la carte Vitale de ma mère, eh bien, c'est pas triste ! J'ai perdu toute mon après-midi ! Tu as l'impression que ceux qui partent en avance croisent ceux qui arrivent en retard et en plus, j'ai dû attendre presque deux heures toute seule en file indienne !
Sylviane, 51 ans, fille d'une patiente, a le sens de l'observation.

— Bonjour, je vous appelle pour une dépannation !
— Pardon ? Un dépannage ?
— Oui pardon, un dépannage ! Mon mari n'a plus de cachets pour ses douleurs chroniques et il m'a dit appelle une infirmière pour qu'elle aille les chercher à la pharmacie à moins qu'elle n'en ait sur elle comme ça elle pourra nous les livrer directement à la maison !
— Je suis désolée, Madame, mais je n'assure aucune livraison de quelques sortes que ce soit !
— Ah bon, parce que cela ne fait pas partie de vos fonctions ?
Madame Servit, aime le service à domicile.

— Le pharmacien m'a conseillé d'acheter du Bio-Fraise en pommade pour mes douleurs dorsales !
— Ce ne serait pas plutôt du Bio-Freeze ? Le gel antalgique froid ?
Dolorès, 87 ans, douleurs chroniques, très gourmande ?

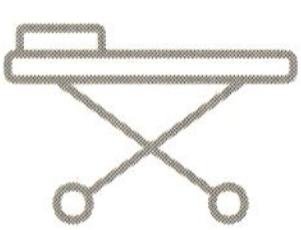

— Vous continuez à tousser beaucoup non ? On vous avait prescrit un sirop pour ça non ? Il vous en reste peut-être un peu ou pas du tout ? Vous vous souvenez ?
— Oui, je crois bien qu'il m'en reste les deux quarts d'une bouteille !
— Vous voulez dire la moitié ?
— Non, juste les deux-quarts uniquement !
Roland, 89 ans, problèmes pulmonaires.

J'arrive chez une jeune femme pour une prise de sang très tôt dans la matinée lorsqu'elle se plaint de douleurs dans le bas-ventre depuis plusieurs jours.
— Vous êtes peut-être constipée ?
— Non !
— Vous avez la diarrhée ?
— Non !
— Vous êtes enceinte peut-être ?
— Non, j'utilise un moyen de contraception naturel et très économique !
— Ah bon et quel est-il ?
— Je mets deux culottes !
Latifa, 21 ans, problème inconnu.

– Mon mari est toujours à l'hôpital ! Il a été opéré il y a trois jours de sa hernie inguinale et je suis allée le voir avec ma fille et mon gendre hier après-midi ! Il va bien mais il est très angoissé parce qu'il n'a pas de gaz ! Le chirurgien lui a pourtant expliqué que c'était normal vu l'intervention qu'il a eue mais non rien n'y fait ! Il est insupportable ! Il fait une fixation là-dessus ! Il m'a dit que c'était pas normal, qu'il y a forcément un truc qui ne va pas et que peut-être l'opération s'est pas déroulée comme ça aurait dû et qu'il a mal au ventre ! Il a été infernal tout le temps où j'étais avec lui hier ! Il m'a tellement gonflée que j'ai fini par l'envoyer péter !

Josiane, épouse d'un patient.

– Ma belle-mère est gravement malade ! Elle a la sclérose en place !

Zohra, 49 ans, belle-fille d'une patiente.

– J'avais tellement mal aux dents ces jours-ci que j'ai fini par téléphoner à mon dentiste qui m'a donné rendez-vous ce matin ! Il m'a dit que j'avais deux gros abcès sédentaires et il m'a filé des probiotiques !

Christian, 41 ans, abcès dentaires et sous antibiotiques.

Le livre des records

« À ton avis, comment un homme
sait-il s'il a réussi sa vie ?
La réussite d'un homme, c'est d'avoir
réussi à gagner plus d'argent que
sa femme n'a pu en dépenser durant
le mariage ou la vie commune !
Tu comprends maintenant pourquoi
je prends autant d'antidépresseurs ! »

Jacky, 69 ans, dépressif chronique,
ruiné par quatre mariages, achevé par quatre divorces.

J'interviens depuis peu chez un jeune homme de 24 ans qui a été opéré d'un ménisque à la suite d'un accident de scooter pour quelques pansements.
– Vous savez, ce n'est pas bien grave ! Vous vous en sortez plutôt bien vu les photos que vous venez de me montrer ! Il ne reste presque rien du scooter ! C'est impressionnant ! Vous êtes jeune et vous allez vite récupérer et oublier tout ça ! D'ici quelque temps, vous danserez le rock'n'roll sans problème !
– C'est vrai ça ?
– Mais oui, croyez-moi !
Puis il se tourne vers sa compagne en criant :
– Bébé, l'infirmière vient de me dire que bientôt je pourrai danser le rock ! C'est fou ça ! J'en reviens pas moi qui ne savais pas danser du tout avant l'accident !
Frédéric, 24 ans, suites opératoires et encore en état de choc !

– J'ai trois paires de lunettes !
– Eh bien, vous n'en manquez pas !
– J'en ai une pour voir de loin, une pour voir de près !
– Et la troisième ? C'est des lunettes de soleil ?
– Non, c'est pour chercher les deux autres !
Diane, 81 ans, cardiaque avec des problèmes de vue mais plutôt bien organisée !

— Je suis hyper
hypocondriaque !

Noémie, 19 ans, très hyper hypocondriaque.

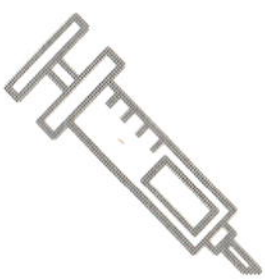

— Depuis des années maintenant, je mets de la vengeance de l'abbé Soury quand j'ai mal aux jambes ! C'est un remède vieux comme le monde mais très efficace !

Margaux, 91 ans, avec quelques problèmes circulatoires, parle de la jouvence de l'abbé Soury®.

— Je dois téléphoner à la clinique ce matin pour prendre un rendez-vous avec le radiesthésiste pour mon opération de la cataracte !
— Avec qui ?
— Avec le docteur du sommeil !
— Vous voulez dire l'anesthésiste, c'est bien cela ?
— Oui !

Serge, 77 ans, problème de vue, poète.

Parole de philosophe

« Depuis que je me suis mise à **BOIRE**,
il m’arrive que des **DÉBOIRES** ! »

François, 59 ans, problème d’addiction.

— Ma belle-fille a accouché mardi dernier et le bébé est tout jaune comme un œuf de poule ! Du coup, les médecins l'ont placé en boîte d'isolation !

Georges, 73 ans, diabétique. (Le bébé est né avec un ictère autrement appelé jaunisse, et les médecins l'ont placé en couveuse.)

Je suis au domicile d'une jeune femme, qui vient d'accoucher il y a quelques jours, pour une série d'injections. Elle se plaint de douleurs dans le bas-ventre et je lui conseille de contacter le gynécologue afin qu'il l'ausculte rapidement lorsque le petit Brandon, âgé de 7 ans, demande à son père :

— Papa, c'est quoi un gynécologue ?

— Eh bien heu... Comment dire heu... Disons que c'est quelqu'un qui travaille là où les autres s'amusent !

— J'ai pas compris !

— C'est pas grave mon fils ! Tu comprendras quand tu seras grand !

Brandon, 7 ans, a eu une jolie explication.

J'arrive chez Alphonse, un monsieur très âgé, pour sa douche, lorsque celui-ci est victime de quelques flatulences pendant le soin.
— Oh ! Excusez-moi ! Je ne sais pas ce que j'ai aujourd'hui mais je crois bien que j'ai le pot d'échappement grippé !
— Ce n'est pas grave ! Ne vous inquiétez pas pour ça !
— Et vous ? Ça ne vous arrive jamais d'avoir des problèmes d'orifices comme moi ?
Alphonse, 96 ans, prévenant.

— Il y a cinq ans ma grand-mère est morte d'un cancer de la prostate et elle est décédée à l'hôpital l'année dernière !
Olivier, 24 ans, psychotique chronique, se perd un peu dans les détails.

L'une de mes patientes vient d'accoucher de jumelles il y a quelques jours à peine. Elle m'appelle au téléphone pour me donner de ses nouvelles.
— Comment vont les enfants ?
— Eh bien, je me fais beaucoup de soucis car la petite Julia ne fait que 2 kg 160 et elle ne prend pas de poids alors que sa sœur Alicia pèse 2 kg 850 et a pris 230 g en quelques jours ! Il y a une réelle différence entre les deux et c'est

vraiment impressionnant ! Alors, c'est pour ça que je suis inquiète !
– Écoutez, vous avez pratiquement accouché à terme et les bébés vont grandir normalement ! C'est inutile de vous angoisser ! Vous verrez, tout se passera bien ! Si ça peut vous rassurer, dans ma famille, il y a toujours eu des enfants de petits poids ! Mon père ne faisait même pas 2 kg à la naissance !
– Et il a survécu ?
– Eh bien oui ! Sinon, je ne serais pas là à vous parler en ce moment !
Florence, 31 ans, maman depuis peu !

– Mélanie, je t'appelle parce que ma fille a très mal au ventre depuis hier soir ! Elle a une gastro et elle se vide sans arrêt ! Je sais pourquoi elle a si mal, c'est à cause des spams ! C'est ça qui lui tortille le ventre ! Tu ne sais pas toi qu'est-ce que je pourrais lui donner comme médicaments contre les douleurs spamiques ?
Josépha, 42 ans, fille d'une patiente. (Il s'agit de spasmes et l'on parle de douleurs spasmodiques.)

— Que vous a dit le médecin au sujet de vos médicaments ?
— Il m'a dit d'en prendre un quinze minutes avant de m'endormir et un autre comprimé quinze minutes avant de me réveiller !
— Vous voulez dire quinze minutes avant de vous lever ?
— Non, il a bien insisté, c'est quinze minutes avant de me réveiller !

Claude, 89 ans, crise de goutte, perfectionniste.

— Je ne sais pas vous mais moi dès que j'ai la moindre contrariture, j'ai des dérangements intestinals et je fais systématiquement des cacas mous !

Madeleine, 88 ans.

— Je me souviens que mon frère à cette époque a eu une fracture du myocarde ! C'était au moment des fêtes et ça a gâché le Noël de tout le monde d'ailleurs !

Albert, frère d'un patient, parle d'un infarctus du myocarde et a l'esprit de famille !

– Tu sais, ma sœur et moi, on ne sait plus quoi faire avec notre mère !
– Quel est le problème ?
– Elle est devenue incontinente très vite ! Elle mouille tous ses vêtements ! J'ai l'impression quelle urine en permanence le jour et la nuit ! Les draps sont mouillés, et toute sa lingerie est mouillée !
– Il faut lui mettre des protections !
– Oui, on lui a acheté des couches mais elles les enlèvent dès qu'on a le dos tourné ! Et si toutefois elle la garde quelques heures, sitôt mouillée, elle l'arrache et on en trouve partout ! C'est infernal ! En plus, je la trouve très énervée et on ne sait pas pourquoi ! Elle est même agressive par moments !
– Il faudrait faire venir le médecin !
– On l'a fait !
– Et alors, que dit-il ?
– Il lui a prescrit des gouttes à mettre dans de l'eau pour la calmer un peu !
– Et comment va-t-elle aujourd'hui ?
– Eh bien, elle arrache ses couches et remet ses culottes ! Elle fait pipi dedans mais la seule chose, c'est que maintenant elle s'en fout !

Janette, fille d'une patiente, totalement désespérée !

Blagues à part

« Je vais te raconter une petite histoire qui m'est arrivée quand j'étais plus jeune ! Figure-toi qu'au cours d'un de mes nombreux voyages, je fais la rencontre d'un beau Français sur une plage, en Grèce ! Bref, on passe la soirée ensemble et aussi la nuit ! Puis le lendemain matin au réveil, il me demande l'air très condescendant si, par hasard, je ne serais pas infirmière ! Je lui réponds que oui, c'est exact, et je lui demande à mon tour comment il a deviné ma profession ! Il me répond que cela vient du fait que je suis consciencieuse, minutieuse et que je travaille bien, si tu vois ce que je veux dire !
Et là comme je suis un peu vexée, je tente un coup de bluff et lui demande à mon tour s'il n'est pas, par hasard, médecin ! Il me répond, c'est exact, et que soi-disant il exerce dans un grand hôpital bordelais ! Et je lui précise qu'il doit certainement être anesthésiste ! Intrigué, il me demande comment est-il possible que je sois aussi précise ! Et là, je lui avoue tout simplement que c'est parce que je n'ai rien senti ! C'est plutôt drôle, non ? »

Clémentine, 83 ans, fracture du bassin, et féministe ?

— Je reviens de congé et voilà que je me retrouve avec une paralysie fiscale !
— Vous voulez dire une paralysie faciale, c'est bien cela ?
— Oui, une paralysie du visage due à l'altitude !
Chantal, 70 ans, paralysie faciale.

— Le médecin m'a prescrit une perfusion de fer par semaine et cela pendant trois semaines ! C'est parce que je suis anémié et que je manque de fer, c'est pour ça ! Et comment ça va se passer ?
— Eh bien, je vais préparer la perfusion et ensuite je vais piquer dans une veine du bras et il y en aura pour une petite trentaine de minutes !
— Mais il y a un truc que je comprends pas ! On arrive à avoir internet par wifi partout, alors je voulais savoir s'il n'était pas possible d'avoir une perfusion sans fil ?
Aaron, 21 ans, problème hématologique, I-tech 2.0.

— Le médecin m'a prescrit un nouveau médicament, c'est le Fénofibrate LP ! Ça veut dire quoi LP ? C'est longue portée ?
— Non, ça signifie juste à libération prolongée !
Antonin, 77 ans, époux d'une patiente (et non, le Fénofibrate n'est pas un missile !)

— Non, écoute, je ne veux pas aller sur la terrasse !
— Mais votre petite-fille m'a demandé de vous y installer pour le petit déjeuner !
— Non, je ne veux pas y aller !
— Mais pourquoi cela ?
— Regarde ! Il y a une grosse méduse géante sur la terrasse qui bouge ! En plus, elle me regarde méchamment !
— Mais non ! N'ayez crainte ! C'est une couette posée sur le séchoir !
Mathilde, 81 ans, démente.

— Vous avez mangé toute la boîte de pastilles pour la gorge que je vous ai achetée hier à la pharmacie ?
— Oui, c'est pas grave, non ?
— Si, c'est pas bien du tout ! C'est pour cela que vous avez la diarrhée ce matin ! C'est normal avec tout ce que vous avez avalé !
— C'est depuis que mon mari est mort, j'ai l'habitude de sucer beaucoup de pastilles pour la gorge !
— Quel est le rapport avec votre mari ?
— Eh bien, c'est que je n'ai plus grand-chose à sucer désormais alors je me console comme ça, vous comprenez ?
Marguerite, 87 ans, son mari peut dormir enfin tranquille !

J'arrive chez une dame pour lui faire un vaccin lorsqu'elle m'interrompt :
– Je dois vous prévenir que je n'ai pas ma carte sociale verte car je suis en train de la faire refaire à la Sécurité sociale de Cannes !

Lucrèce, 78 ans, arrangeante.

– Je suis contente de vous voir aujourd'hui étant donné que vous vous occupez de ma mère, je n'ai pas souvent l'occasion de vous voir sauf par téléphone ! Je ne sais pas ce que j'ai mais rien ne se déroule normalement ! Je voulais vous dire que je ne suis pas en grande forme en ce moment ! Je dois veiller sur mes parents et j'ai les enfants à la maison qui ne veulent pas sortir à cause du mauvais temps et en plus, j'ai mes beaux-parents à la maison sans compter les courses, les repas, le ménage ! C'est assez insupportable !
– Vous êtes surmenée et tout vous pèse ! Vous mangez suffisamment ?
– Disons que je grignote un peu toute la journée !
– Et pour le sommeil, qu'en est-il ? Vous dormez comment ?
– À poil, comme d'habitude !

Sophie, fille d'une patiente, un peu dépassée, on compatit !

— Je vous appelle parce que mon mari a fait une élection allergique à je ne sais pas quoi exactement ! Il regardait les informations à la télévision quand il s'est aperçu qu'il avait des boutons partout ! Même le docteur n'a pas su me dire l'origine de ses boutons mais il a des piqûres à faire tous les jours !

Hélène, épouse d'un patient, allergique aux informations (on le comprend).

J'arrive au domicile d'une très jeune femme que j'ai suivi durant sa grossesse pour des problèmes vasculaires. Celle-ci vient d'accoucher de jumeaux, elle est déjà maman de deux autres enfants qu'elle a eus avec deux pères différents.

— Comment allez-vous ?

— Mal ! Je ne vais pas bien du tout !

— Qu'est-ce qui vous turlupine ? Pourquoi pleurez-vous ainsi ? Vos bébés vont bien non ? C'est l'essentiel !

— Oui, les jumeaux se portent bien, mais c'est moi qui ne vais pas !

— De quoi s'agit-il ? Vous pouvez me parler si vous voulez !

— C'est un peu gênant !

— En quoi c'est gênant ?

— Je me pose une question !

— Allez-y, posez-moi cette question !

— Eh bien depuis que j'ai accouché, je me demande qui est le père du premier jumeau ?

Rafika, 23 ans, soins de suites de couches, très inquiète…

Ça va mieux (ou pas) en le disant

« Je suis un vieux **FOSSILE** des temps modernes ! »

Marie, 94 ans, diabétique.

– J'ai terriblement mal aux oreilles ! Il y a trop de bruit de sons à la télévision !

Antonio, 83 ans (c'est vrai que parfois, ça fait mal d'entendre !)

– Voilà, je vous appelle car j'ai fait opérer mes deux garçons d'une circoncisation et je voulais savoir s'il vous était possible de venir faire des pansements !

Madame Couperette, parle de circoncision.

– Je suis allé hier passer mon scanner à l'hôpital ! C'est un véhicule vaisselle qui m'a emmené et qui m'a ramené ! C'est vachement bien et en plus j'ai rien payé car c'est intégralement pris en charge par la Sécurité sociale !

Jean, 77 ans, diabétique, parle d'un véhicule VSL, signifiant véhicule sanitaire léger.

— Moi, j'étais totalement désespéré quand j'ai perdu ma femme, Monique, il y a trois ans ! Je suis passé par des moments très difficiles ! J'étais perdu sans elle ! J'ai cru que ma vie s'effondrait ! Mais bon, il ne faut jamais perdre espoir ! Cela faisait trois ans que j'étais veuf et finalement au moment où l'on s'y attend le moins, j'ai rencontré Patrick à un banquet et depuis, j'ai décidé de refaire ma vie ! Je vis désormais avec une tierce personne !

Mike, 78 ans, optimiste convaincu.

— Oui, je sais ! Je suis trop grosse ! Le généraliste m'a engueulé ce matin ! Pourtant je lui ai expliqué que je faisais hyper attention pendant les repas mais il refuse de me croire ! Il m'a dit que j'avais encore pris des kilos depuis la dernière consultation en mars ! Je lui ai expliqué que je faisais un régime en vain ! Avant, je prenais toujours du rab à la cantine mais aujourd'hui, c'est fini ! Je ne me sers plus deux fois ou trois fois comme avant ! Je prends tout la première fois ! J'en prends autant mais en une seule fois si tu préfères ! Tu vois, je fais des efforts !

Sabrina, 22 ans, obésité presque morbide.

– J'en profite que vous soyez là pour vous demander quelque chose ! Vous ne savez pas c'est où que je pourrais trouver un test de grosseur par hasard ?

Malika, 19 ans, fille d'une patiente.

– Je voudrais savoir, toi qui es infirmière, qu'est-ce que je pourrais mettre sur ma peau ! Elle est grasse, moite et sèche ! Tu ne connaîtrais pas un remède miracle par hasard ?

Évelyne, 86 ans, cardiaque avec des problèmes de peau, mais je ne sais pas lesquels !

– Moi, je le revendique haut et fort ! Je suis vierge depuis que je suis née et je n'ai aucune honte à dire qu'il est hors de question d'être fermentée par un homme !

Esther, 59 ans, démente, mais décidée.

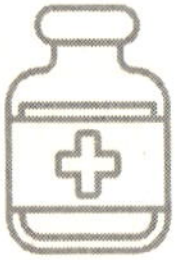

– Qu'est-ce que j'ai mal, c'est affreux ! C'est le haut de mon derrière qui me fait souffrir !
– Vous avez mal où exactement ?
– J'ai mal au derrière !
– Oui, mais essayez d'être un peu plus précise s'il vous plaît.
– C'est pourtant pas compliqué à comprendre pour une infirmière ! J'ai mal entre le haut du dos et le bas du cul !
Jeanne, 91 ans, avec des douleurs quelque part par-là !

– J'ai enfin les résultats de ma radio du pied ! Je viens de les récupérer ! Je sais maintenant pourquoi j'ai aussi mal !
– Alors que dit le compte rendu exactement ?
– Selon le radiologue, j'ai une fissuration osseuse d'un os du tarse juste au-dessus du coup de pied !
– Vous voulez dire que c'est fêlé ?
– Non, c'est pas fêlé ! C'est juste fissuré ! C'est pas du tout la même chose !
– Expliquez-moi la différence alors parce que là, je n'y comprends rien !
– Eh bien une fissuration de l'os, c'est juste une petite fissure pas tout à fait fissurée alors qu'une fellation de l'os, c'est juste une petite fêlure pas tout à fait fêlée ! Vous saisissez la différence ?
Ludovic, 27 ans, pied fissuré mais pas fêlé !

La chronique de Didier

« **MOI JE DIS** que le meilleur moyen de contraception pour une femme, c'est d'être grosse et moche ! **ALORS LÀ, TU NE CRAINS RIEN !** Et je peux te dire qu'il y en a plus d'une qui est à l'abri ! »

Jean, 80 ans, diabétique.

– Dis-moi, Picasso, c'est lui qui a inventé la Citroën ?

Jules, 17 ans, psychotique qui s'interroge.

– J'ai été opéré des dents de sagesse avant-hier ! Le dentiste m'en a enlevé deux parce qu'elles me gênaient beaucoup et je voulais vous poser une petite question ! J'aimerais savoir si ça repousse d'une part et j'aimerais aussi savoir dans combien de temps est-ce que je pourrais reprendre une activité sexuelle normale avec la bouche ?

Caroline, 17 ans, a le sens pratique.

– Pourriez-vous me mettre une serviette hygiénique d'entre jambes pour moi ce matin s'il vous plaît ?

Hélène, 80 ans, cardiaque, aime la précision.

– Vous avez des antécédents de cancer dans votre entourage ?
– Oui, il y a Charles notre voisin du cinquième qui souffre d'un cancer depuis des années !
– Non, mais je faisais allusion à quelqu'un dans votre famille !
– Oui, Lilas !
– Qui est Lilas ?
– C'est ma chienne coton de Tuléar de neuf ans ! Le vétérinaire lui a diagnostiqué un cancer des tétines !
– Je parlais dans le cadre de votre famille proche c'est-à-dire des frères et sœurs, de neveux ou nièces, de parents, d'enfants ou de grands-parents ?
– Oui, ma belle-sœur Rosita !
Adrienne, 82 ans, souffrante mais on ne sait pas ce qu'elle a.

– Écoutez, j'en ai marre ! Mon mari se lève toute la nuit pour pisser ! Je n'ai pas compté mais je dirais en moyenne six à huit fois ! C'est énorme d'autant plus qu'il me réveille à chaque fois et c'est vraiment pénible car ça me fatigue ! Que puis-je faire contre ça ?
– Il faut acheter un pistolet !
– Alors vous au moins, vous êtes adepte des méthodes radicales !
– Je parlais d'un urinal si vous préférez !
– Ah bon, vous m'avez fait peur ! Et avec ça, je serai tranquille ?
– Oui, il n'aura plus besoin de se lever pour aller aux toilettes !
– Formidable ! Vous avez raison ! Je suis sûre qu'avec ça, il ne se lèvera plus et pour de bon cette fois ! Dites-moi chez quel fabricant pourrais-je me fournir ?
Dolorès, 77 ans, épouse d'un patient qui aime l'efficacité !

– Je dois dire que je n'ai jamais compris pourquoi on appelait les infirmières, des « infirmières » ! Ce doit être parce qu'elles sont infirmes je pense !
Marthe, 84 ans.

— Aujourd'hui pour être heureux, il est important d'avoir à la fois une bonne santé et un bon travail ! Quand vous avez ça, vous avez tout pour être bien ! Vous n'êtes pas d'accord avec moi ?
— Si bien sûr !
— Moi, je suis très heureux ! J'ai une bonne santé et ma femme un bon travail !
Romuald, 51 ans, fils d'une patiente et malin.

J'arrive chez une dame très âgée qui vient d'être opérée de la carotide pour une série de pansements lorsqu'elle s'écrie en me voyant avec ma blouse blanche :
— Dieu du ciel ! C'est un miracle ! C'est Dieu qui vous a conduit vers moi ! Je savais qu'un jour, j'aurais la chance de rencontrer quelqu'un comme vous ! Vous êtes un ange tombé du ciel ! Vous êtes une sœur de charité ! Mais dites-moi mon petit, c'est Dieu qui vous envoie ?
— Non, Madame, c'est votre médecin traitant !
Sœur Marie-Louise, 87 ans, suites opératoires, très croyante !

— J'avais tellement de mal de digérer ce que j'avais mangé hier soir que j'ai avalé un comprimé fluorescent de Citrate de Bétadine !
Charles, 76 ans, déficient visuel, parle d'un comprimé effervescent de Citrate de Bétaïne pour la digestion difficile ! (La Bétadine étant un désinfectant iodé puissant...)

Le livre des records

« **ALORS VOUS, L'INFIRMIÈRE** !
Je suis intimement persuadée
qu'un jour vous aurez le privilège
d'avoir une maladie psychiatrique
qui **PORTERA VOTRE NOM** !
Seulement à ce moment-là,
vous pourrez être fière de vous !
Vous pourrez dire qu'enfin, vous avez
accompli quelque chose dans votre
modeste vie ! »

Madame Haumaje,
charmante mi-hypocondriaque mi-hystérique.
(C'est presque flatteur.)

J'arrive chez une patiente pour la douche quotidienne lorsque je la trouve étendue sur le sofa du salon avec une bouteille d'alcool à la main.

– Vous êtes prête pour la douche ce matin ? Vous avez préparé vos affaires ?

– Non, j'ai rien fait du tout ! J'ai pas envie de me laver ! J'ai mieux à faire !

– Quoi par exemple ?

– Je bois !

– Vous savez, l'alcool ne résout rien !

– Le lait et l'eau non plus à ce que je sache ma petite !

Blandine, 81 ans, maîtrise l'art de la réplique.

– T'as eu beaucoup de jours d'anniversaire toi par an ?

– Un seul comme tout le monde !

– Menteuse !

Charlotte, 87 ans, démente et attendrissante.

— Je suis en colère ! Mon mari a jeté son appareil dentaire par terre ! Il est foutu ! Je l'ai récupéré en plusieurs morceaux ! Tu ne saurais pas où est-ce que je pourrais trouver une dentisterie par hasard ?

Mafalda, épouse d'un patient, très remontée !

J'arrive au domicile d'une patiente qui parle difficilement suite à une opération chirurgicale et se limite à des interjections.

— Aujourd'hui ! Moi pas bien ! Moi mal ici ! Estomac ! Beaucoup souffrir dedans ! Boule dure après repas ! Tout coincé dedans ! Gros bouchon ! Moi, malade ! Vu dans télé produit pour moi bon ! Moi écrit pour toi sur papier pour toi lire ! Toi aller pharmacie pour chercher !

— Destop® ???!!!!!

— Oui, ça bon pour moi ou pas bon pour moi ?

Filomèna, 49 ans, suites opératoires, adepte des solutions radicales…

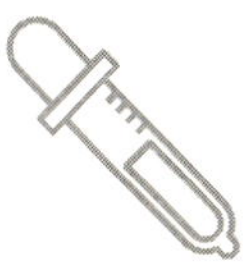

– J'ai toujours dit à mon fils d'épouser une infirmière !
– Ah bon et pourquoi cela ?
– C'est pas compliqué ! Vu le physique ingrat de mon fils, il ne pourra pas la dégoûter davantage ! Une infirmière est habituée à ce qu'il y a de pire !
Romane, mère d'un patient.

– J'ai acheté du Dolirhum à la pharmacie pour mon mari qui a la grippe depuis deux jours ! Il toussait avec le nez qui coule comme un robinet et il grelottait ! Il est cloué au lit le pauvre ! Pendant ce temps-là, moi je suis tranquille !
Janette, 48 ans, fille d'un patient, parlant du Dolirhume® pour le rhume, épouse modèle.

Parole de philosophe

« **L'ALCOOL**, c'est comme
Activia® le yaourt !
C'est actif à l'intérieur et
ÇA SE VOIT À L'EXTÉRIEUR ! »

Tanguy, 20 ans, accident de scooter.

– Ma petite Mélanie, je t'ai appelée parce que je ne vais pas bien du tout !
– Qu'y a-t-il ?
– Je ne sais pas ! J'ai l'impression que c'est général ! J'ai un peu mal partout ! J'éprouve un sentiment de mal-être général !
– Eh bien alors ! Je ne vous reconnais plus Michel ! Vous qui d'habitude êtes solide comme un chêne !
– Oui, vous avez tout compris ! Disons que le tronc, ça va ! Les branches, ça va à peu près ! Mais c'est le gland qui me pose problème ! Et cela commence à m'inquiéter !
Michel, 69 ans, baisse de moral !

– Moi je dis que c'est quand c'est la fin des haricots que les carottes sont cuites !

Benito, 77 ans, cardiaque, aime cuisiner.

– Vous devriez mettre un short car il fait très chaud aujourd'hui surtout si vous sortez !
– Oui, vous avez raison étant donné que je vais faire des courses avec mon auxiliaire de vie ce matin ! Je risque de transpirer avec un pantalon ! C'est vrai que c'est pas très agréable d'avoir les bonbons qui collent au papier !
Mimont, 80 ans, très lucide malgré son âge.

— Quand je pense à lui ! Le pauvre ! Il est parti comme ça d'un seul coup ! C'est quand même terrible ! Dimanche dernier, on était avec lui pour l'anniversaire de ses jumelles et puis, c'est fini ! C'est triste ! Quand je pense qu'il ne sait même pas de quoi il est mort ! C'est vrai ! Il est décédé sans même comprendre ni de quoi, ni comment, ni pourquoi !

Gertrude, 88 ans, sœur d'une patiente, médite sur la métaphysique.

— J'ai découvert ce matin en sortant de la douche une espèce de plaie pas très belle, un peu mal placée ! Moi, j'ai pas osé y toucher car j'ai peur de me faire mal ! Est-ce que tu pourrais jeter un petit coup d'œil si ça ne te gêne pas ?
— Non, pas du tout ! Laissez-moi regarder ! Oh ! Ce n'est rien ! Elle est toute petite ! Je m'attendais à quelque chose de plus gros !
— Mais de quoi tu parles Mélanie ? C'est bien de la plaie dont il est question ?
— Naturellement !

Joël, 59 ans, fils d'un patient, complexé ?

J'arrive chez un vieux monsieur pour son pansement quotidien. Sa fille est également présente.
– Regarde, ma fille ! C'est l'infirmière dont je t'ai parlé ! Elle est très gentille et en plus elle est trop belle ! Elle s'occupe bien de moi !
– Veuillez excuser mon père, Madame l'infirmière ! Vous savez, il ne sait plus ce qu'il dit ! Il perd la tête de plus en plus fréquemment alors ne faites pas trop attention à ce qu'il peut bien raconter !
Gaston, 94 ans, qui peut être lucide et avoir du goût !

– Je ne remercierai jamais suffisamment mon cardiologue ! Il m'a sauvé la vie ! Il m'a refait un joli cœur tout neuf ! C'est un mécanicien du cœur !

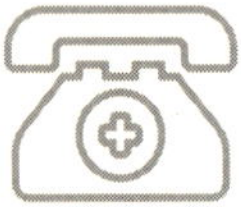

Georges, 82 ans, greffé du cœur, un mécanicien au grand cœur !

– Je suis pleine de courbaturations dans le dos et les bras depuis que j'ai commencé mon jardin !
Yvonne, 78 ans, épouse d'un patient.

— Je t'appelle pour te dire de ne pas venir demain matin ! Ma fille me fera mon pansement ! J'ai rendez-vous chez mon pissologue à 9 heures !

Édouard, 85 ans, problème de pissou !

— Mon médecin m'a prescrit un nouvel examen pour mon problème de colon ! Il a marqué sur l'ordonnance de faire pratiquer un Pet-Scan ! Mais j'espère juste une chose ! C'est qu'on va bien m'expliquer tout avant d'y aller parce que moi, je ne sais pas du tout comment ça va se dérouler !

— Le médecin ne vous a pas expliqué ?

— Non, rien du tout ! Je suppose qu'à un moment donné, ils me demanderont de péter et ça, ça m'angoisse, c'est que je ne sais pas exactement quand je dois péter ! J'espère qu'ils me feront signe à ce moment-là ! Il faut que je pète bien au moment propice tu comprends ? Une mauvaise déflagration au mauvais moment pourrait tout compromettre et moi, j'ai pas envie de passer la journée là-bas !

Gilbert, 85 ans, problème digestif et de timing.

— Je crois que je n'ai pas pris de capote !

— De capote ?

— Non, mais je voulais parler de mon cachet !

— Ah ! Votre Dépakote !

Sacha, 44 ans, psychotique, parle joliment d'un médicament pour traiter les troubles bipolaires.

Blagues à part

« Je suis passée **CHEZ MON GÉNÉRALISTE** ce matin ! Il y avait tellement de monde dans la salle d'attente que j'ai eu le temps de lire tous les magazines ! D'ailleurs, j'ai lu un article dans lequel il parlait **DES DANGERS DU TABAC**, de l'alcool, de la sédentarité et de la mauvaise alimentation ! Tout cela m'a fait réfléchir ! Alors du coup, j'ai pris une décision ! **J'AI DÉCIDÉ D'ARRÊTER DE LIRE !** »

Élisabeth, 67 ans, fille d'une patiente.

– Regarde Mélanie ! Je crois bien que mon petit doigt de pied s'est nécrosé ! Il est tout noir ! Tu penses que je devrais aller aux urgences en vitesse ?
– Qu'est-ce que vous avez fait aujourd'hui ?
– Du vélo ! Pourquoi ?
– Parce que ce n'est pas une nécrose ! C'est juste vos chaussettes noires qui ont déteint !
Luc, 21 ans, petit-fils d'un patient.

– Papa, il faut que tu arrêtes de donner à manger à maman ! Tu lui donnes trop ! Regarde un peu comme elle a grossi ! Elle est énorme ! C'est pour cela qu'elle a du mal à respirer la nuit ! Elle est tellement boursoufflée qu'on dirait que tu l'as gonflée à l'hélium !
Dominique, fille d'une patiente, découragée.

– Tu te rends compte ! Moi, je ne savais pas qu'avant d'entrer au bloc opératoire, ils allaient me poser un caténaire dans le bras !
Olga, 52 ans, psychotique, parle d'un cathéter.
(Rien à voir avec les caténaires de la SNCF, ouf !)

— Monsieur, si vous voulez prendre votre douche, il va falloir retirer votre marcel, s'il vous plaît !

— Marcel ? Mais c'est qui ça Marcel ? Je ne connais aucun Marcel !

— Je voulais dire votre maillot de corps ou votre tricot de peau ! C'est comme vous voulez !

Martin, 93 ans.

— Mélanie, je t'appelle pour te demander de passer un peu plus tard demain après-midi parce que mon fils m'emmène chez mon coiffeur paysagiste ! C'est juste pour épointer les pointes de mes cheveux fourchus !

Louise, 81 ans, problèmes auditifs, se coupe parfois les cheveux en quatre...

– Cet après-midi, je suis allée chez mon gynécologue pour un petit contrôle ! Mais, j'étais un peu déçue parce que c'était son remplaçant ! Mon gynécologue était en vacances ! Il m'a fait super mal quand il m'a enfilé son spéculoos ! Habituellement, ça rentre tout seul son engin mais là, j'ai pas compris ! Je ne t'ai pas proposé ! Un petit café Mélanie ?

Melinda, 37 ans, maman d'une patiente, aime les gâteaux secs (spéculoos), moins les visites chez le gynéco (spéculum).

– J'ai une petite question ! Voilà, le docteur m'a prescrit des comprimés à prendre tous les jours pendant le repas de midi ! Mais alors comment je fais parce que moi, j'ai l'habitude de manger à quatorze heures ?

Ida, 59 ans, cardiaque, problème de planning !

Ça va mieux (ou pas) en le disant…

« Je suis très en colère après mon mari ! Il n'est vraiment pas raisonnable du tout ! Figurez-vous qu'il continue à fumer dans la voiture ! Son cardiologue lui a pourtant bien spécifié l'arrêt total du tabac mais non, il n'en fait qu'à sa tête ! Et le pire dans toute cette histoire, c'est que lorsqu'il part à la chasse avec ses toutous, il ne fume jamais au volant ! C'est pas bon pour les petits poumons de ses chiens comme il me dit, mais par contre, avec moi, pour aller faire les courses à deux pas d'ici, il fume comme un pompier ! On croirait vraiment que c'est pour m'emmerder ! Mais s'il s'évertue à me pourrir la vie alors moi aussi, je vais l'emmerder ! Je prendrai un amant parce que je ne lui ai jamais dit mais c'est quand même un comble pour un chasseur d'être aussi mou de la gâchette si vous voyez ce que je veux dire ! »

Angèle, épouse d'un patient, fumeur donc.

— Il faudrait que je trouve un bon dentiste dans la région ! Tu n'en connaîtrais pas un par hasard pas trop loin d'ici ? Parce que tu comprends, j'ai juste besoin d'un détartrage des gencives mais je ne veux pas qu'il me touche les dents parce qu'elles sont nickel ! J'ai que les gencives dégueulasses, c'est tout !

Laetitia, 32 ans, sœur d'une patiente, aux soins médicaux très sélectifs.

— Un petit renseignement, Mélanie ! Comme je gère le pilulier de ma femme, je me suis aperçu hier soir que je n'avais plus de Vitamines B12 ! Tu crois que si je lui donne deux comprimés de Vitamines B6, c'est la même chose ?

Paul, époux (dangereux !) d'une patiente.
(non, attention, ce n'est pas la même chose : la Vitamine B12 est prescrite dans certains cas d'anémie alors que la Vitamine B6 est utilisée dans les cas de carence en magnésium !)

J'arrive chez une dame très âgée pour sa douche quotidienne lorsque soudain elle s'écrie en me voyant :
— Tiens ! Mais c'est ma machine à laver mobile !

Meredith, 99 ans, charmante vieille dame, ayant le sens de la formule.
(Je précise : je suis une machine à laver mobile et entièrement d'origine !)

— Je ne comprends pas pourquoi le médecin urgentiste m'a prescrit un vaccin antitétanique à faire aujourd'hui par une infirmière en plus des pansements ! C'est pour les crises de tétanie, c'est ça ? Non mais, je suis allé aux urgences pour mon pied parce que je me suis enfoncé un clou dans le talon ! Il n'a rien compris le toubib ! C'est pas les filles qui font des crises de tétanie non ?

Julien, 17 ans, plaie au pied, évitera tout de même le tétanos !

— Je dois passer un examen qui s'appelle IRM ! Tu connais toi ? C'est là qu'ils vont m'enfiler dans l'espèce de grand baril ?

Bachira, 54 ans, fille d'un patient, qui a tout compris !

— Vous êtes infirmière ?
— Oui !
— Bonjour ! Voilà, je vous appelle parce que j'ai besoin de vos services !
— De quoi s'agit-il ?
— Ce serait pour faire à mon mari des pansements quotidiens tous les jours d'ulcérisation de plaies variqueuses d'ulcères de jambes, c'est possible ?

Épouse d'un patient, problèmes dermatologiques.

— Alors juste pour votre information, si toutefois mon épouse diabétique venait à faire un malaise hypoglycémique pendant que vous êtes sur place et moi absent, sachez qu'il y a toujours du Calgon dans le frigo à la cuisine de disponible pour la réanimer ! Toutefois, si vous ne parvenez pas à lui injecter à temps, sachez que ce n'est pas grave et que je ne vous en tiendrai pas rigueur si cela peut vous rassurer ! On vit dans une société où tout le monde fait des procès à tout le monde ! Mais dites-vous bien que chez nous dans la famille, on est pas des gens procéduriers, donc soyez tranquille !

Hyppolite, 55 ans, époux d'une patiente, parlant du Glucagon ! (Le Calgon®, c'est un anticalcaire !) Sympathique et très arrangeant...

— J'ai enfin vu mon généraliste hier après-midi ! On a fait le point ensemble et quelle libération ! Il m'a dit que tous mes examens sont bons ! Je peux enfin souffler ! Quelle soulagitude !

Ludmilla, 71 ans, sœur d'un patient, au néologisme attendrissant

— Je suis content parce que je viens d'investir dans un super matelas à cause de mes problèmes de hernies discales ! Ils m'ont livré ce matin ! Enfin, je vais bien dormir ! Je sais que ce soir, je vais passer la nuit sur une bonne litière !

Étienne, 86 ans, époux heureux d'une patiente.

— Comment ça s'appelle le shampooing à base de karaté qu'on voit dans les publicités à la télévision ?

Émilia, 87 ans, coquette, problème de cheveux sec et souhaite du... karité !

La chronique de Didier

« Comme on dit chez nous
dans les Ardennes : **C'EST PAS GRAVE**
si on ne va pas aux funérailles
des gens décédés, car ce qui est sûr,
**C'EST QU'ILS NE VIENDRONT
PAS AUX NÔTRES** ! »

Didier, 70 ans, diabétique.

J'ai appris que mon oncle qui est âgé de 77 ans souffrait d'une pancréatite ! C'est quoi au juste ?
– C'est une inflammation du pancréas !
– Et c'est grave ?
– Oui, ce n'est pas à prendre à la légère !
– Moi, je croyais qu'il s'agissait d'une infection !
– Non, c'est une inflammation ! Il reste maintenant aux médecins d'en découvrir l'origine !
– Alors une appendicite, c'est une inflammation de l'appendice, c'est bien cela ?
– Voilà ! Vous avez tout compris ! Tout ce qui se termine par « ite » désigne une inflammation !
– Alors quand on parle de « bite », c'est une inflammation de quoi au juste ?
Charles, 33 ans, diabétique.

– C'est incroyable ça ! Malgré le traitement du docteur, je continue toujours à avoir mal à mes douleurs qui me lancent, alors qu'hier à la même heure et avec le même traitement, j'avais encore quelques douleurs intenses mais qui ne me faisaient plus mal du tout !
Laurent, 18 ans, accident de scooter.

— Je vous montre l'ordonnance du médecin ! Il est écrit de faire pratiquer par une infirmière à domicile deux injections ultraveineuses directes de Tanganil matin et soir pendant une semaine ! C'est dans vos cordes ça ?

Madame Doutan, problème de vertiges (ce sont des injections intraveineuses directes).

— Le médecin m'a prescrit des antidépresseurs depuis que mon mari m'a quitté ! Plus rien ne va comme je le voudrais ! La vie est vraiment moche ! Quand je pense à tout ce que j'ai fait pour lui ! Les hommes ne respectent plus rien de nos jours ! Il s'est barré avec sa secrétaire, ce connard ! J'ai plus le moral et je vois tout en noir à cause de lui ! C'est affreux ! Je ne me reconnais même plus ! Il a tout gâché cet abruti ! Je n'arrive plus à remonter la pente et cela fait dix mois que je suis comme ça !
— Et vous êtes seule ? Enfin, je veux dire, il n'y a personne pour vous aider un peu au quotidien ?
— Non ! En même temps, on était que deux dans notre couple alors forcément, quand il y en a un qui se barre, l'autre se retrouve seul ! C'est logique !
Anita, 49 ans, dépressive.

– Je ne comprends pas pourquoi quand je penche la tête en l'air pour regarder en l'air je tombe en arrière ! C'est normal ou pas à votre avis ?
– Et quand vous regardez par terre, vous tombez la tête la première ou pas du tout ?
– Je ne sais pas ! Je crois que je ne regarde jamais par terre !
Nina, 26 ans, psychotique qui s'ignore !

– Aux urgences, le docteur m'a donné une petite réglette pour mesurer la douleur ! C'est une échelle qui va de zéro à dix ! C'est l'échelle de Richter, c'est bien ça ?
Morgan, 17 ans, problèmes de dos.

– Quand je pense qu'il est juste handicapé pour des raisons de santé ! C'est moche quand même ! À son âge, il ne pourrait pas plutôt faire autre chose ?
Évelyne, 69 ans, fille d'un patient, intransigeant.

— Je suis enceinte et mon gynécologue m'a prescrit des injections à faire tous les jours jusqu'à l'accouchement et même certainement après l'accouchement ! C'est parce que j'ai beaucoup de problèmes vasculaires et comme j'ai déjà eu deux phlébites auparavant, le spécialiste a préféré être prudent ! Il m'a donné des piqûres pour éclaircir le sang !
— Très bien ! Et vous êtes enceinte de combien ?
— Je suis juste enceinte de mon copain, c'est tout ! Pourquoi ?

Fatima, 22 ans, enceinte et fidèle à 100 %.

— Mon frère est hospitalisé depuis deux semaines à Nice !
— Et pour quelle raison est-il là-bas ?
— Eh bien, c'est parce qu'il a fait un infarctus au travail ! Il devait sortir et le jour de sortie, il en a refait un deuxième dehors sur le parking ! C'est fou ça ! Il n'a que 48 ans et il a déjà fait deux farctus à son âge ! C'est incompréhensible !

John, 43 ans, frère d'un patient.

Le livre des records

Alors, dites-moi quels sont vos antécédents ?

– Je souffre d'une sclérose en plâtre depuis quelques années !

– Vous voulez dire une sclérose en plaques ?

– Oui, absolument.

– Quoi d'autre ? Des antécédents chirurgicaux ?

– J'ai été opérée d'une éclosion intestinale il y a huit ans.

– Je note une occlusion intestinale. Un traitement médicamenteux ?

– Je prends du Dafalgan cocaïné 500 mg tous les jours, deux comprimés trois fois par jour, du Bion sénile tous les matins et des ovules généalogiques, une tous les trois jours.

– Rassurez-moi, vous ne l'avalez pas quand même ?

– Si, mais par le bas !

Bernadette, 91 ans, maladie neurologique nécessitant une petite traduction : des comprimés de Dafalgan® codéiné, du Bion Sénior® et enfin des ovules gynécologiques.

— Si vous avez le temps après la douche de ma femme, je vous montrerai les résultats de son autopsie que je suis allé récupérer hier soir au laboratoire !

Édouard, 81 ans, époux d'une patiente, parle de ses résultats de biopsie.

— Je me sens très fatiguée depuis quelque temps ! Je ne sais pas ce que j'ai ! Je ne me sens pas bien, c'est tout !
— Il faudrait peut-être aller voir votre généraliste et faire un petit bilan sanguin ! Vous ne croyez pas ?
— Oui, il faudrait que j'y aille mais je me sens tellement fatiguée que j'ai la flemme de me déplacer jusque-là ! Je suis complètement nazie !
Armande, 86 ans, fatiguée, « naze » mais certainement pas « nazie » !

— Vous n'auriez pas vu mon déambulateur à turbo injection quelque part dans la maison par hasard ? Je ne me souviens plus où je me suis garé !

Michel, 90 ans, as du volant à l'énergie communicative.

J'arrive au domicile d'un jeune couple qui a trois enfants pour faire l'injection mensuelle du plus grand ! Celui-ci est absent du domicile ! C'est le plus jeune qui m'ouvre la porte et me répond :
– Tu sais mon frère Anthony n'est pas là ! Il est parti aux urgences avec papa !
– C'est pas trop grave ? Que s'est-il passé ?
– Il a bu du taureau tout l'après-midi avec ses potes et après, quand il est rentré à la maison, il a fait une crise de fou !

Iliesse, 8 ans, frère d'un patient, traduction du mot taureau : Red bull® !

– On est allé rendre visite à ma sœur cet après-midi à l'hôpital mais c'est pas triste ! On a eu un mal de chien pour trouver le service de gastronomie ! On s'est perdu dans les couloirs ! Une horreur !

Jeanne, sœur d'une patiente.

— Écoutez, vous êtes surmenée depuis quelque temps ! C'est pour cela que votre tension artérielle est aussi haute ! Désormais, il va falloir vous reposer un peu sinon, vous ne tiendrez pas le choc avec le mariage de votre petit-fils le mois prochain ! Le meilleur conseil que je puisse vous donner, c'est de lever un peu le pied avant d'avoir de sérieux problèmes de santé !
— Ah oui, et lesquels ?
Marine, 77 ans, cardiaque et spirituel.

— Bonjour, Mélanie, c'est Daria, la maman de Clotilde !
— Bonjour, que puis-je faire pour vous ?
— Je t'appelle pour faire des injections à ma fille Clotilde à partir de demain.
— Qu'est-ce qui se passe ?
— Eh bien, elle était super pressée au collège parce qu'elle avait très peu de temps pour manger pendant l'heure de midi ! Elle s'est mise à courir dans les couloirs pour aller à la cantine et s'est cassé la figure et à la jambe cassée !
— La pauvre ! Et c'est arrivé quand ?
— Hier matin au collège ! Résultats des courses, elle a des injections à faire tous les jours ! Elle est désormais prioritaire à la cantine... mais avec une jambe dans le plâtre et des béquilles !
Daria, maman de Clotilde, 13 ans, fracture de la jambe.

– J'ai passé ma coloscopie avant-hier et je voudrais que tu regardes les clichés et le compte rendu parce que moi, j'y comprends rien et, en plus, il y a quelque chose qui m'inquiète !
– Oui, bien sûr ! Et qu'est-ce qui vous inquiète car, apparemment, tout semble parfaitement normal selon le compte rendu !
– Regarde les photos de mon intestin ! Il y a plein de tourbillons ! Ça fait comme une grande queue de cochon ! Ça me fait penser à un fil de téléphone ! J'espère qu'ils ne se sont pas trompés !
Adrien, 83 ans, époux d'un patient, ex-agent France Télécom à la retraite !

J'arrive chez une jeune femme qui attend des jumeaux pour une injection. C'est une première grossesse.
– Dites-moi, Madame l'infirmière, étant donné que j'attends des jumeaux, je devrais donc être enceinte deux fois neuf mois d'affilée, c'est bien ça ?
Samia, 20 ans, grossesse gémellaire.

Parole de philosophe

« Quand on voit **TOUT CE QUE L'ON VOIT** et qu'on entend tout ce qu'on entend, **L'AVENIR** n'est plus du tout ce qu'il était ! »

Denise, 91 ans, déficiente visuelle.

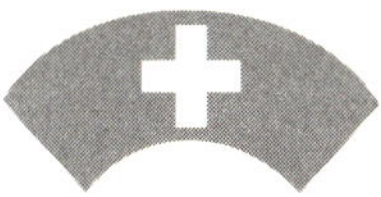

— Je suis hyper constipé depuis plusieurs jours mais là, j'ai l'impression que je suis arrivé à un point de non-retour ! J'ai le colon complètement bouchonné !

Maurice, 72 ans, problème digestif.

— Je suis allé hier après-midi chez le dentiste ! Figure-toi que je suis arrivé avec dix minutes de retard ! C'est pas de ma faute avec tous ces travaux qu'il y a partout en ce moment ! Et donc la secrétaire m'a engueulé parce que j'étais en retard et aussi parce que je ne suis pas arrivé avec quinze minutes d'avance sur l'horaire prévu ! Oui, parce que, non seulement, il faut être à l'heure mais en plus, il faut arriver en avance pour passer faire les papiers au secrétariat et tout ça pour au final m'annoncer que je devais attendre parce qu'ils avaient cinquante minutes de retard !

Thierry, 49 ans, problèmes dentaires et d'horaires !

J'arrive au domicile d'une dame pour des pansements d'arcade sourcilière.
– Eh bien, que vous est-il arrivé ?
– Je suis tombée par terre alors que j'étais assise à table en train de manger avec mon mari ! Je n'ai rien compris ! En une fraction de seconde, je me suis retrouvée au sol avec la tête en sang ! Je pense que c'est la chaise qui s'est cassée et avec mon poids, il fallait bien que cela arrive ! Je sais bien qu'il faut que je maigrisse ! Vous vous rendez compte, je me suis cassé la figure en m'asseyant sur une chaise en bois ! Décidément, j'ai vraiment pas de chance parce que même les meubles veulent que je maigrisse !
Stéphanie, 55 ans, gros traumatisme facial.

– Mon aide à domicile vient de très très loin !
– Et d'où vient-elle exactement ?
– De Nouvelle Cannelloni ! Et en plus, elle est super gentille !
Anne, 88 ans, aime le gratin de Calédonie !

– Je suis allé voir mon médecin traitant parce que j'avais des douleurs à l'aine quand je marchais trop vite ! J'avais très mal depuis plusieurs semaines et quand il m'a ausculté, il m'a dit que j'avais une hernie natale depuis que je suis né !
Vincent, 37 ans, parle d'une hernie hiatale.

J'arrive chez un jeune homme d'une trentaine d'années pour une banale prise de sang dans la matinée. Je le pique lorsque soudainement il s'écrie :
– Aïe ! Mais vous me faites mal ! Ce n'est quand même pas croyable ça ! Vous torturez les gens tous les jours comme ça ?
– Je m'excuse mais c'est pas évident de vous piquer ! Vous n'arrêtez pas de bouger dans tous les sens !
– Oui, mais moi au moins, je ne fais pas mal à mes clients contrairement à vous !
– Ah bon et que faites-vous dans la vie ?
– Je suis tatoueur ! J'ai le salon de tatouage en bas de la rue !
Monsieur Ancret, bilan sanguin compliqué !

– Moi, je mets de la pommade vidange de l'Abbé Soury® sur mes jambes lourdes tous les jours depuis des années ! C'est parce que j'ai plein d'œdèmes !
Ginette, 93 ans, problèmes de jambes enflées.

— Bonjour, je vous appelle car j'aurais besoin d'une infirmière pour ma belle-mère. Il faudrait surveiller sa pension artérielle trois fois par jour parce qu'elle sort de cardiologie. Elle a eu plusieurs poussées de pension artérielle, c'est pour cela que le médecin a choisi de la faire hospitaliser ! C'est possible pour vous ?

Madame Pinkiette, belle-fille d'une patiente, petit problème de « pension », ça peut arriver.

— J'ai préparé mon pilulier pour la semaine mais j'aimerais bien que vous le vérifiiez parce qu'il y a des cachets dont je ne suis pas sûre !
— Volontiers ! Mais qu'est-ce que c'est que ce cachet-là ?
— Je ne sais pas ! Vous trouverez tous les cachets dans le sac à pharmacie !
— Vous avez mis ce cachet matin et soir dans votre pilulier ! Je crois que vous vous êtes trompée ! Savez-vous ce que c'est au juste ?
— Non ! C'est pour quoi celui-là ?
— Ce sont des pastilles pour nettoyer vos lentilles de contact ! Il ne faut pas les avaler, c'est dangereux ! Vous en avez déjà pris ?
— Oui, ce matin !
— Il ne faut rien avaler quand on est pas sûre !
— Oui, mais moi je pensais qu'avec ça, je verrais mieux !
Louise, 89 ans.

Blagues à part

« Tu connais le nom d'un légume
qui commence par la lettre « C » ?
Moi, j'ai trouvé !
C'est le **CHEWING-GUM !** »

Redouane, 21 ans, psychotique et inventif.

J'arrive chez Isya, une enfant âgée de 5 ans à peine pour des pansements.
— Tiens, c'est la fermière ! dit-elle en me voyant.
— Non, c'est l'infirmière Isya !
— Oui, c'est la fermière pour mon ventre !
Isya, 5 ans, suites opératoires.

— Mon docteur m'a prescrit du Dafalgan codifié pour mes douleurs d'épaules !
Marianne, 85 ans, douleurs chroniques, parle de Dafalgan® codéine.

— J'ai ma fille de 14 ans qui est une fan inconditionnelle de Nabilla et sa bouche ultra-pulpeuse ! Eh bien, c'est réussi ! Elle fait une allergie à un gloss qu'elle a acheté sur internet ! Elle est sacrément arrangée, c'est pour cela que je vous ai appelé ! Il va falloir lui faire une injection ce soir et demain matin si c'est possible ! Désormais, elle sait ce que c'est d'avoir une bouche à pompiers !
Christelle, maman de Séraphine, allergie cutanée.

— Mélanie, je pense qu'il serait bien si je prenais rendez-vous chez l'ophtalmologue !

— Vous y êtes allé récemment pourtant ? Que se passe-t-il ?

— Eh bien, quand je me lève la nuit pour faire pipi, je ne vois strictement rien du tout !

— Malgré la lumière allumée, vous avez des difficultés pour marcher ?

— C'est-à-dire que je n'allume pas la lumière du tout !

Gilbert, 88 ans.

— Le médecin traitant est passé ce matin à cause de ma tension ! Elle m'a dit qu'il fallait que je prenne un rendez-vous chez le cardiologue pour faire un examen plus précis ! Elle a rédigé un courrier, vous pouvez le lire j'aimerais savoir si elle a écrit d'autres trucs sur moi à l'intérieur !

— Oui, elle demande la pose d'un Holter !

— C'est quoi ça ?

— C'est un petit appareil que vous porterez pendant une journée et une nuit qui va enregistrer votre activité cardiaque ! C'est pour voir si tout fonctionne correctement !

— Alors il va falloir que je fasse cet examen ! Et après, comment ça se passe avec l'appareil ? Il va falloir que je retourne chez le cardiologue pour lui rapporter ?

— Oui, forcément !

— Moi, ça me plait pas tous ses trimballages !

Sylvia, 91 ans, problèmes cardiaques.

— Ma petite-fille est aussi large qu'une génisse qui va délivrer !
— C'est un peu logique ! Elle attend des jumeaux !
Suzanne, 80 ans.

Une patiente s'adresse à son mari :
— Chéri, passe-moi le baromètre qui est rangé dans le meuble de la salle de bains, s'il te plaît ! Il faut que je prenne la température de la petite !
Angèle, 28 ans, maman d'une petite Sarah, 2 ans.

— Mélanie, peux-tu me marquer bien gros avec un marqueur le nombre de cachets que je dois prendre chaque jour sur les boîtes de médicaments et sur les sirops parce que tu sais, je ne sais pas lire du tout ! Et pareil sur les collyres parce qu'en plus, je ne vois rien !
Maurice, 81 ans, quelques soucis mais très motivé.

J'arrive au domicile d'un jeune couple pour faire un pansement à leur fille Emma, âgée de 7 ans. La petite me rejoint avec une grosse peluche en forme de chat.

– Oh, mais dis-moi, elle est drôlement belle ta peluche ! On dirait un tigre ! Moi, j'ai très peur des tigres !

– Non, c'est pas un tigre !

– Alors qu'est-ce que c'est au juste ?

– C'est un chat !

– Mais il est énorme ton chat !

– Oui, c'est un chat majuscule !

Emma, 7 ans, traumatisme du genou.

– Julien, vous avez une gastro-entérite ! Il faut penser à vous laver les mains régulièrement !

– Oui, je sais ! Toujours avant d'aller aux toilettes et surtout après manger !

Julien, 89 ans, maladie hivernale.

Ça va mieux (ou pas) en le disant

« J'ai décidé d'en finir avec la vie
et de **ME SUICIDER AU NUTELLA !**
Au revoir ! »

Jean, 77 ans, grand diabétique, après avoir ingurgité un pot entier le matin, direction hôpital ! Retour à domicile en fin d'après-midi ! Ouf !

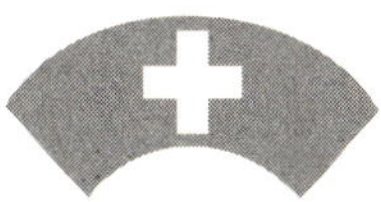

– Comment allez-vous ce matin ?
– Eh bien, c'est bizarre !
– Qu'est-ce qui est bizarre au juste ? Vous êtes tout transpirant !
– C'est normal, je sors des toilettes !
– Pardon ?
– Oui, j'ai fait beaucoup d'efforts pour aller à la selle ! Je ne sais pas bien pourquoi mais on aurait dit qu'elle sortait de travers ! Oui, sur le côté comme les enfants qui arrivent par le siège ! C'est pour ça que je suis plein de sueur !
Christophe, 26 ans, gros problème apparemment !

– J'ai vu ma doctoresse hier après-midi et elle m'a donné un nouveau médicament ! Elle m'a dit qu'avec mon âge, il semblerait que j'ai les os qui se déclassifient !
– Vous êtes sûre ?
– Oui, elle m'a dit que c'était en prévention !
– Ce ne serait pas plutôt un problème de décalcification des os ?
Marthe, 87 ans.

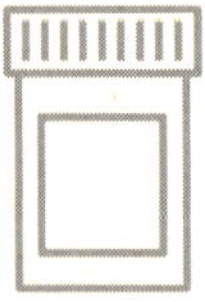

— J'ai tellement mal au dos !
— Patientez encore quelques jours ! Je sais que c'est très long quand on souffre mais vous allez être opéré vendredi de votre hernie discale !
— Oui, je sais ! Je crois que j'ai oublié mes antalgiques sur la table de chevet dans la chambre à coucher ! Pourriez-vous aller me les chercher, s'il vous plaît, car je pense que je vais en prendre un de suite ! Je ne tiens plus !
— Lequel parce qu'il y en a plusieurs ?
— C'est le pourquoiellelémol !
— Pardon ? Elle est molle ? Mais de quoi me parlez-vous ? Qui est molle ?
— C'est la boîte jaune !
— Ah ! C'est du Paracétamol !

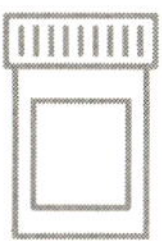

Henri, 77 ans, hernie discale uniquement ! Tout le reste va bien !

— Je suis très anxieux parce que mon généraliste m'a dit que je devais aller à la clinique pour passer un examen du sommeil car il paraît que, la nuit, je respire en apnée ! Mais alors pourquoi faire cet examen puisque je respire, je ne comprends pas l'intérêt !

Alexandre, 89 ans, se pose les bonnes questions.

— Moi, je trouve que vous êtes une bonne laveuse de fesses !

Fanny, 83 ans, reconnaissante.

— Pouvez-vous vous mettre debout, s'il vous plaît ?
— Pourquoi ?
— Il faut faire votre toilette intime !
— Je dois me lever debout ?
— C'est préférable oui !
— C'est pour le lavage du marteau à boules ?
— C'est ça, vous avez tout compris !

Nicolas, 94 ans, direct et efficace.

— Mélanie, je suis tout excitée !
— Et pourquoi cela ?
— J'ai passé une échographie avant-hier et le docteur est formel ! Mon fils est bel et bien un garçon !

Lucrèce, 29 ans, enceinte, enthousiasme contagieux.

– Mélanie, dis-moi, est-ce que vous pouvez faire des ordonnances ?
– Oui, ça dépend ! Il y a certaines choses que je peux prescrire ! Vous avez besoin de quelque chose en particulier ?
– Je voulais savoir si vous pouviez me prescrire des yaourts Activia aux ferments lactiques et de la margarine proactive ?
Patrice, 47 ans, fils d'un patient, ça s'appelle une liste de courses !

J'arrive chez un jeune patient psychotique pour une prise de sang en milieu de matinée. Au cours du prélèvement, il m'ausculte de la tête aux pieds et me pose cette question :
– Madame l'infirmière, vous êtes toute nue sous vos vêtements ?
Monsieur Cokain, bilan sanguin.

Le livre des records

« Aujourd'hui, j'ai cinquante ans !
C'EST MON ANNIVERSAIRE et devinez
ce que j'ai trouvé dans ma boîte
aux lettres ce matin ?
Un courrier pour le cancer colorectal
et un pour le cancer du sein,
une brochure explicative contre le
glaucome et un échantillon
d'une crème écran total anticancer
de la peau ! »

Liliane, 50 ans, fille d'un patient... Et bon anniversaire !

— Hier, le kiné est passé et on en a profité pour marcher dehors dans le parc ! J'étais contente parce qu'il m'a dit que j'avais fait beaucoup de progrès ! Il m'a félicité et il m'a bien encouragé ! Il est super mon kiné et en plus, il est tellement gentil ! Il revient demain et il m'a dit qu'on allait essayer les escaliers ! Je suis toute pleine de motivité !

Lucienne, 87 ans, attendrissante de motivation.

— Dites-moi, connaîtriez-vous un bon pédicologue pas trop loin d'ici, s'il vous plaît ? Je n'aimerais pas trop m'éloigner du quartier !
— C'est un pédicure ou un podologue que vous cherchez au juste ? C'est pour vous couper les ongles de pieds ?
— Non, c'est pour un problème de malus-vagus !
— Alors, c'est un chirurgien orthopédique dont vous avez besoin pour un problème d'hallus-valgus !

Paul, 81 ans, époux d'une patiente.

– Je suis déprimée, Mélanie ! Rien ne va ! Je me sens grosse et moche, mon corps est tout flasque ! J'ai le ventre qui pendouille, j'ai plein de cellulite partout ! Je suis pleine de rides et quand je me regarde dans le miroir, c'est une vision cauchemardesque ! Je m'écœure toute seule et de plus, j'arrive même plus à rentrer dans mes vêtements ! Je sens que c'est la fin ! Elle est toute proche !
– Si je comprends bien votre problème, il n'y a vraiment plus rien qui fonctionne bien chez vous ?
– C'est exactement cela ! Vous avez tout compris !
– Eh bien dans tout cela, je vois toutefois une chose qui est positive !
– Ah oui et laquelle ?
– C'est que vous avez une vue irréprochable !
Monique, 59 ans, dépressive à remotiver...

– Mon mari a beaucoup de mal à déglutiner depuis qu'il a fait son PVC l'année dernière !
– Il a du mal de déglutir depuis son AVC si je comprends bien, c'est ça ?
Mathilde, épouse d'un patient.

– J'ai reçu mes résultats d'analyses ce matin et il y a des trucs que j'ai pas bien compris ! Il me semble que j'ai trop de purée et d'acide de bourrique dans le sang ! Pourriez-vous y jeter un petit coup d'œil, s'il vous plaît ?
– Oui, bien sûr ! Tout est normal sauf l'urée et l'acide urique qui effectivement sont un peu trop élevés !

Aldo, 72 ans, problèmes sanguins.

– Le généraliste m'a prescrit un nouveau médicament pour mes problèmes d'hémorroïdes !
– Et de quoi s'agit-il ?
– Il a marqué de l'extrait de potimarron dingue !
– C'est de l'intrait de marron d'Inde !

Joël, 51 ans, fils d'une patiente, poète gourmand...

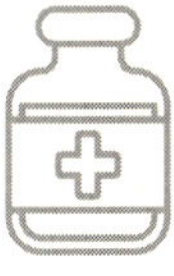

– C'est bien que vous soyez là plus tôt parce que j'allais vous appeler justement.
– Que se passe-t-il ?
– Mon mari nous a fait une belle frayeur tout à l'heure à table ! Il a eu un léger malaise mais il dit que ça va mieux maintenant ! Pourriez-vous l'ausculter un peu pour voir ?
– Naturellement !
Après une auscultation, j'explique à son épouse qu'effectivement tout semble être rentré dans l'ordre, lorsqu'elle conclut :
– Eh bien, ce doit être un malaise vaginal alors !
– Vagal ! Un malaise vagal !
Doris, 78 ans, épouse d'un patient.

– Mélanie, je suis à vous dans une minute ! Je suis à la salle de bains ! Je finis avec le bébé et j'arrive !
– Oui, pas de problème ! J'attends !
– Excusez-moi, Mélanie, mais je crois que j'ai oublié de prendre la bouteille de Nutella qui se trouve sur la table ! Pourriez-vous me l'apporter, s'il vous plaît ?
– Pardon ?
– Oui, la crème Nutella pour les fesses de ma fille ! J'en ai besoin !
– Vous voulez parler de la crème Mustela !
Charline, 25 ans, épouse d'un patient.

– Ils ont placé ma femme en service de pneumatique, dans une chambre d'isolation pour quelques jours en attendant que ça aille mieux !

Jacques, 86 ans, époux d'une patiente, parle du service de pneumologie et d'une chambre d'isolement.

– Je me suis levé ce matin et c'est vraiment bizarre ! C'est pas comme d'habitude par là en bas ! Je crois bien que j'ai un problème féminin ! Un petit problème de foufoune quoi ! Depuis hier, je fais pipi assis comme les dames !

Nicolas, 93 ans, féministe adorable.

Blagues à part

« Mon mari n'arrête pas de **M'ENGUEULER** parce qu'il dit que j'ai trop grossi ! Il n'arrête pas de me faire des réflexions tout le temps ! Hier, il m'a dit que le jour où j'arrêterai de grignoter, il n'y aura plus de **FAMINE DANS LE MONDE !** Vous trouvez que c'est une façon de parler à sa femme ça ? »

Madeleine, 56 ans, épouse d'un patient... un peu cynique !

– Mélanie, il faudrait que j'aille voir un docteur pour je ne sais plus quoi d'ailleurs ! Je crois qu'il s'agit d'un docteur pour la tête !
– Un neurologue ?
– Je crois que c'est ça ! Mais je ne sais plus pourquoi !
– C'est pour vos problèmes de mémoire !
– Oui, c'est parce que j'ai tendance à oublier des choses !
– Et depuis quand avez-vous ces troubles ?
– Depuis quand que quoi ?
– Cela fait combien de temps que vous perdez la mémoire ?
– Que je perds quoi ? Mais de quoi me parlez-vous au juste ? On était en train de parler vous et moi ?
Bernadette, 89 ans, problème de... mémoire ?

– Je voulais vous poser une question sur mon traitement !
– Oui ! De quoi s'agit-il ?
– Je prends du Kardégic pour mon cœur et aussi pour éclaircir le sang, et comme j'ai hyper mal au dos depuis hier soir, je voulais savoir si je pouvais également prendre de l'Aspirine de la SPA ?
– C'est de l'Aspirine UPSA® !
Pierre, 69 ans, époux d'une patiente, aime les animaux.

– Je vous appelle parce que mon mari s'est fait un petit bobo ce matin en bricolant le panneau électrique de la maison ! Il s'est pris un violent coup de jus et a une plaie à la main qui coule ! Je lui ai dit que je l'emmènerai aux urgences mais il ne veut rien savoir ! Du coup, j'ai préféré vous appeler ! Pourriez-vous passer aujourd'hui ?
– Oui, bien sûr !
– C'est gentil parce qu'il ne veut pas que je lui mette quelque chose sur cette plaie ! L'atmosphère est plutôt électrique à la maison depuis ce matin alors j'ai pensé, vous qui êtes une lumière, si vous pouviez éclairer notre lanterne et nous dire s'il faut faire des pansements ou pas, ou s'il faut voir un docteur ou pas ? Je ne sais plus quoi faire !
Marie-Pierre, épouse d'un patient.

– Le médecin m'a prescrit de l'Ultra-Levure à cause de mes diarrhées ! Il m'a dit que ça allait calmer ma faune intestinale !
Sophie, 31 ans, problèmes digestifs.

– Dites-moi, Madame l'infirmière, comment que ça s'appelle la barbe que j'ai sous les bras ?
Coraline, 21 ans, psychotique, attendrissante.

— Mon pharmacien m'a conseillé un gel pour mes problèmes aux jambes ! C'est de la jouissance de l'abbé Soury® ! Depuis que j'en mets, c'est l'extase tous les jours ! Vous devriez essayer vous qui piétinez toute la journée avec vos patients ! Plus vous en mettez, et plus vous vous sentez mieux !

Albertine, 88 ans, problèmes circulatoires.

— Est-ce que ça existe le Dacryoserum en pipelette pour laver mes yeux ?

Henri, 87 ans.

— Mon médecin généraliste va passer en début d'après-midi et il amène le dessert !
— Eh bien, c'est la première fois que j'entends qu'un médecin consulte un patient à domicile en amenant le dessert ! Vous en avez de la chance !
— Ah bon, vous trouvez que j'ai de la chance ?
— Oui, gardez-le surtout !
— Vous êtes vraiment bizarre comme infirmière !
— Pourquoi cela ?
— Eh bien, il m'a expliqué qu'il ferait ça environ tous les mois, qu'il faudra que je me tienne prête et que je fasse une toilette gynécologique une demi-heure avant qu'il n'arrive !
— Pour manger le gâteau ?
— Mais non, pour m'enfiler ce truc-là dans le trou des dames ! C'est une espèce d'anneau ! Ça s'appelle un dessert !
— Ah, un pessaire ! Pas un dessert ! Oui, c'est un anneau flexible pour maintenir les organes féminins qui s'affaissent !
— Vous avez bien du mal de comprendre pour une infirmière !
Célestine, 89 ans, problèmes féminins.

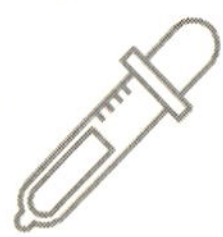

– Mélanie, je viens de recevoir mes résultats de prise de sang ce matin ! J'aimerais bien que vous les regardiez et si c'était possible pour vous, de faire une comparation avec ceux du mois dernier !
– Une comparaison peut-être ?
– C'est pour voir si les résultats sont plus meilleurs cette fois-ci !
Louise, 81 ans, bien mignonne.

– Si vous avez besoin de la carte virale de ma mère, n'hésitez pas à me la demander car je l'ai toujours sur moi au cas où !
Jean-Vincent, fils d'une patiente, très serviable.

J'arrive chez un couple de personnes âgées pour les soins lorsque le mari me dit !
– J'en ai profité pour laver les pieds du bas de ma femme ce matin, histoire de vous avancer un peu et je vous laisse vous occuper du reste maintenant !
Ghislain, 83 ans, époux très bienveillant d'une patiente.

– Mon médecin me demande de passer un scanner péruvien !
– Un scanner pelvien non ? Ça serait peut-être mieux de le faire ici non ?
Jean-Jacques, fils d'un patient.

– Quand mon mari était plus jeune, il a eu un oscar !
– Ah oui ? Vraiment ?! Il travaillait dans le milieu du cinéma je crois en effet ?
– Oui, mais je ne vois pas le rapport.
– Un oscar, c'est une récompense non ?
– Oui, je sais ce qu'est un oscar mais lui, c'est au cul qu'il l'a eu et il en est mort !
– Pardon ? Ah, vous parlez d'une escarre !
Samantha, 88 ans, n'aime pas se faire des films.

– J'ai une petite question ! Maintenant que maman est décédée, je voulais savoir s'il m'était possible de me débarrasser de tous ses médicaments périmés !
– Oui, déposez-les dans une pharmacie ! Ils recyclent !
– Ah oui, c'est comme dans la pub de la télé ! Il faut que je les amène chez Ahmed, c'est ça ?
– Chez Ahmed, je ne sais pas mais chez Cyclamed, ça ne devrait pas poser problème normalement !
Mohamed, fils d'une ex-patiente, qui veut bien faire.

La chronique de Didier

« Comme on dit chez nous
dans les Ardennes :
pour que le vin fasse du bien
aux **FEMMES,**
ce sont les **HOMMES**
qui doivent le boire ! »

Didier, 70 ans, diabétique.

— Je vous appelle pour vous dire que je suis rentré de l'hôpital !

— Tout s'est bien passé ?

— Oui, ils m'ont posé un space au cœur et depuis, ça plane pour moi !

Martin, 85 ans, a subi une pose de pacemaker, et est heu-reux !

— Je reviens de chez le cardiologue et il m'a dit que c'était le cœur qui merdait ! Franchement, je ne m'en serais pas douté ! Apparemment, j'ai un problème sur l'oreillon droit et le ventriloque gauche !

Alfred, 79 ans, problème d'oreillette droite et de ventricule gauche.

— Il faudrait me préparer mon pilulier ce matin pour la semaine ! Le médecin a rajouté des comprimés d'Airbus tous les matins et des badges à me coller dans le dos mais je ne sais plus pourquoi, j'ai oublié !

— Ce sont des comprimés d'Aerius pour les allergies et des patchs d'Exelon pour les problèmes de mémoire !

Étienne, 84 ans.

– J'ai des bouffées de chaleur terribles depuis quelques mois et mon gynécologue m'a dit qu'il n'y avait rien pour empêcher ça ! Hier, j'ai croisé une amie qui m'a dit que je pouvais acheter en pharmacie des produits à base d'huiles essentielles ! C'est de l'Amor-athérapie ! Il paraît que c'est pas mal ! Qu'en pensez-vous ?

Ghislaine, 53 ans, au romantisme touchant, épouse d'un patient.

– Je suis allé chercher les résultats d'analyses de mon analyse d'urine ce matin au laboratoire d'analyses ! Est-ce que vous pourriez me faire une analysation des résultats, s'il vous plaît, parce que moi, je n'y comprends rien ?

Michel, 85 ans.

– Mon mari vient d'être opéré de coliques phréatiques !

Madeleine, épouse d'un patient, parle de coliques néphrétiques.

– Dites-moi, Madame l'infirmière, étant donné que nous ne sommes pas de la région, vous ne connaîtriez pas un bon piedologue, s'il vous plaît ? C'est pour ma belle-mère !
– Oui, bien sûr !
– Et un gaziologue aussi ?
– C'est un fournisseur d'énergie que vous cherchez ?
– Non, c'est pour les problèmes de flatulences de mon mari !
Madame Aucourrant, fille d'une patiente.

– Je vous appelle au sujet de mon mari ! Il a été hospitalisé cette nuit à la suite d'un œdème de Quick ! Le médecin urgentiste m'a dit qu'il a dû se faire piquer par une bestiole au poignet car il a une vilaine plaie très enflée et comme il est allergique aux guêpes ! En plus, il est asthmatique depuis son plus jeune âge ! Il est hyper réceptif aux ariens, poils de chien ! Pour le moment, ils l'ont placé en soins attentifs donc je vous donnerai de ses nouvelles régulièrement !
Aline, un peu inquiète, épouse d'un patient, en soins intensifs après un œdème de Quincke et probable allergie aux acariens.

– Madame l'infirmière, j'ai regardé cette après-midi en grande surface pour acheter un test de *grossexe* pour ma sœur mais je n'en ai pas trouvé ! Vous ne sauriez pas par hasard où je pourrais me fournir ?
– C'est pour mesurer quoi au juste ?
Nora, 23 ans, sœur d'une patiente.

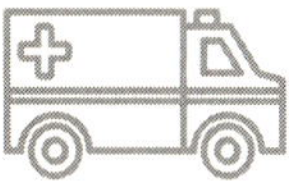

– Avez-vous votre radio, s'il vous plaît ? J'aimerais bien y jeter un petit coup d'œil !
– Non, je ne l'ai plus depuis des mois ! Je l'ai cassée par maladresse mais j'ai la télé si vous préférez !
– Je parlais de votre radio de la hanche !
Fulbert, 86 ans, retour d'hôpital.

Parole de philosophe

« Quand je vois la société dans laquelle nous vivons, il n'y a **RIEN DE RÉJOUISSANT !** Les riches ont de la nourriture et les pauvres, de l'appétit ! Et tant que rien ne changera, **TOUT IRA DE PLUS EN PLUS MAL !** »

Alexandre, 81 ans.

– Il est rigolo mon chirurgien ! Il m'a dit que j'étais une princesse quand j'étais à l'hôpital tranquillement allongée dans mon lit !
– Et pourquoi vous a-t-il dit cela ?
– Eh bien moi, j'ai rien compris sur le coup ! Et quand je lui ai demandé pourquoi, il m'a répondu que c'est parce que j'allais devoir passer quelques heures sur le trône ! Et oui, lavage de colon oblige ! C'était pour ma coloscopie ! Une horreur !
Marthe, 80 ans, problèmes digestifs.

En sortant de la douche, Charlotte me demanda :
– Tu m'as lavé mon nunus ?
– Oui, bien évidemment !
Charlotte, 88 ans, démente mais propre !

– Vous connaissez les atomiseurs qu'on met dans le nez pour déboucher ? Les pschitt que je mets pour mes rhinites ?
– Oui !
– Vous ne savez pas si ça existe aussi en cachets par hasard ?
Elena, 38 ans, problèmes de nez.

– Mon généraliste m'a dit que j'avais attrapé un mauvais *herpeste* autour de la bouche et il m'a donné un traitement pour combattre !
Lydia, 22 ans, grossesse avec un herpès.

– J'ai été opéré de l'artère fémurale
il y a sept ans !
Maximilien, 90 ans, problèmes vasculaires,
parle de l'artère fémorale !

– J'ai enfin pris un rendez-vous chez un chirurgien orthophonique !
– C'est pour quel problème au juste ? La voix ou les pieds ?
– C'est pour mon genou !
– Alors, c'est un chirurgien orthopédique !
Mathieu, 46 ans, fils d'une patiente.

— Comme j'ai plus du tout de dents, je mâche que du potage !

Gildas, 94 ans, réaliste.

— Les médecins ont enfin trouvé ce que j'avais ! Ce sont des calculs rénaux ! C'est quand même un comble pour moi qui suis professeur de mathématiques !

Thierry, 53 ans, problèmes digestifs.

Hier, j'avais tellement mal à la tête que j'ai presque avalé un tube entier d'Efferalgan fluorescents !

Amina, 46 ans, douleurs chroniques, parle d'Efferalgan® effervescents.

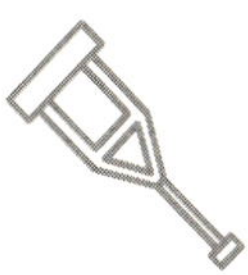

— Je me suis acheté une crème antirides super chère à la pharmacie pour paraître moins vieille, eh bien c'est gagné ! Figure-toi que j'ai rajeuni de 40 ans ! C'est fantastique ! Un résultat spectaculaire !

— Ah bon, et de quelle crème s'agit-il au juste ?

— Une crème à 45 euros qui m'a donné plein d'acné !

Suzanne, 66 ans, fille d'un patient.

— Mon mari vient d'être opéré de sa prothèse de hanche sous *euthanasie* générale !

Carmen, épouse d'un patient.

— Mon frère a subi une grave opération du colon ! Ils lui ont atomisé l'intestin !

— Pardon ?

— Oui, avec la poche !

— Ils l'ont stomisé !

Jean-Charles, 54 ans, frère d'un patient.

— Cet après-midi, j'ai rendez-vous chez le pédicure !
— Et vous y allez comment ?
— En pantalon !

Marlène, épouse d'un patient.

— Ce matin, le laboratoire d'analyses m'a envoyé une infirmière pour faire ma prise de sang à la maison. Elle m'a piqué trois fois avant d'y arriver ! Mais, j'ai pas confiance en elle parce que, la semaine prochaine, je dois refaire une autre prise de sang et j'ai pas envie qu'elle revienne ! Je pense que je vais les appeler et demander quelqu'un d'autre parce qu'en plus le laboratoire m'a téléphoné cet après-midi pour dire qu'ils s'excusaient car, apparemment, il manque un tube ! Moi, j'ai pas l'impression qu'elle est vraiment infirmière ! Je ne sais pas si elle a son diplôme celle-là ! Pour moi, il y a aiguille sous roche, c'est louche tout ça !

Charles, 77 ans, cardiaque.

Ça va mieux (ou pas) en le disant

« Moi, je me suis marié à quatre reprises ! Eh bien, je te garantis que si c'était à refaire, je ne me marierais pas du tout ! Ma première femme a demandé le divorce parce que je lui ai dit un soir que ses bas faisaient des plis disgracieux alors qu'en réalité elles n'en portaient pas ! La deuxième a demandé le divorce parce que notre mariage était comme une guerre mondiale qui m'obligeait à coucher avec l'ennemi ! Quant à la troisième, elle ne m'a rendu heureux qu'à l'occasion de notre nuit de noce et le jour de son enterrement ! Et enfin, mon épouse actuelle ! Cela fait vingt-sept ans que nous sommes mariés ! Et depuis deux ans, je ne lui parle plus ! Parce que je n'ose pas l'interrompre ! C'est vrai ça ! Une femme qui ne râle pas, c'est une femme qui rumine dans son coin et c'est encore plus grave ! Il faut être vigilant quand on est un homme ! Entre une mauvaise cuisinière et une empoisonneuse,
il n'y a qu'une différence d'intention !
Quoiqu'à mon âge, maintenant, elle ne ferait que me rendre service ! »

Emilio, 84 ans, extrêmement lucide !

— Je ne comprends pas ! Ce matin, j'ai reçu une carte du laboratoire d'analyses où c'est marqué que je suis zéro-positif ! J'ai le sida ? Je vais mourir, c'est ça ?
— Non, c'est une carte de groupe sanguin ! Vous êtes O positif ! Rien à voir avec le sida !
Salvator, 79 ans, grosse frayeur !

— Ma femme s'est fait faire un énième listing de la face ! Pour ce que ça change !
Sébastien, 80 ans, époux désabusé d'une patiente, parlant d'un lifting.

– Je suis très en colère après ma fille ! Elle est venue cet après-midi et elle m'a rouspété ! Elle m'a dit qu'il fallait que j'arrête de conduire parce que je suis trop vieux et que je conduis mal et que je suis un danger pour tout le monde ! Elle m'a confisqué les clés de la voiture ! Pourtant, je ne comprends pas ! Je fais hyper attention quand je conduis ! Je roule hyper doucement alors qu'est-ce qu'elle veut de plus ? Elle est de mauvaise foi ! Qu'est-ce que je vais devenir moi si je ne conduis plus ? Tout ce qu'elle dit est faux ! D'ailleurs la preuve en est que je suis toujours en tête quand il y a des bouchons dans la circulation alors ! Les autres sont à l'arrêt mais moi je roule !

Jean-Charles, 89 ans, CQFD...

Le mari d'une patiente la voyant se servir un énième verre d'alcool.

– Hé bien dis-moi, t'as une sacrée descente ma chérie ! Je ne voudrais pas l'avoir à monter à vélo !

– Dis-moi chéri, tu ne saurais pas par hasard qui a mis de l'alcool dans ma vodka ?

Valentina, 57 ans, dépression.

– Ma femme a la grippe depuis deux jours ! Elle a de la fièvre et de la toux ! Elle est couchée depuis, alors j'ai décidé de lui préparer un grog hier soir ! C'est une recette qui vient de ma grand-mère ! Il faut mettre un sexe de citron avec du miel sans oublier d'y ajouter du rhum ! Eh bien, je peux te dire que ça lui a fait pas mal d'effet hier soir au lit !

Raphael, époux d'une patiente, ça je m'en doute !
Pourrais-je avoir la recette à l'occasion ?

– Bonjour ! Voilà, je vous appelle car j'aurais peut-être besoin de vous ! J'ai un petit bobo au pied et je voulais savoir s'il vous était possible de passer à mon domicile pour voir si ça vaut la peine que vous veniez ! Vous comprenez, ça m'embêterait beaucoup que vous vous déplaciez pour rien !

Madame Bonpied, très prévenante !

– Le médecin m'a donné des comprimés pour me détendre parce qu'avec les enfants, c'est très difficile en ce moment ! Entre ma fille qui vient de laisser tomber la faculté de Nice et mon fils qui n'en branle pas une à trois mois du baccalauréat ! Je me tue à leur faire comprendre que, sans diplôme, ils n'arriveront à rien ! J'ai beau leur dire que plus on rame moins fort, moins on avance plus vite, mais ils ne veulent rien entendre ! C'est pourtant pas difficile à comprendre ce que je dis, non ?

Anita, 51 ans, sœur d'un patient, non, c'est même très clair !

– Ma fille est venue et elle s'est acheté un chien. Je crois que c'est un 101 dalmatiens !

– Vous voulez dire un dalmatien !

– Non, c'est bien un 101 dalmatiens ! Quand je l'ai vu pour la première fois, il était tout blanc son chien et là, il avait tout plein de taches noires partout ! Il est malade son chien comme moi d'ailleurs, il a tout plein de taches de vieillesse partout ! Je le sais c'est le médecin qui me l'a dit !

Aime-Laure, 89 ans, problèmes cutanés.

— Mon père est décédé il y a
sept ans déjà ! Il avait une maladie euro-dégénérative très connue dont j'ai oublié le nom d'ailleurs !

— La maladie d'Alzheimer ?

— Oui, il me semble que c'est ça !

— C'est une maladie neuro-dégénérative !

Pierre, 54 ans, fils d'une patiente.

— Dites-moi, vous êtes venue pour me toiletter aujourd'hui ?

Ginette, 90 ans.

Fabriqué en France

Imprimé en Europe
ISBN : 978 2 36075 478 6
Dépôt légal : à parution